clave

Yolanda Fleta, socióloga y pionera del coaching nutricional, está especializada en mindfulness y *mindful eating*. Trabaja acompañando a personas a mejorar su alimentación y a tener una relación sana con la comida. Es profesora del posgrado en Coaching Nutricional y Nuevos Enfoques de Atención al Paciente de la Universidad de Barcelona. Como investigadora, estudia el mindfulness y el coaching en el ámbito de la salud y la nutrición. Es coautora de diversas publicaciones, entre ellas *Coaching nutricional*, *Coaching nutricional para niños y padres* y *Alimentación consciente*.

Jaime Giménez es dietista- nutricionista especializado en coaching nutricional y nutrición deportiva. Director de la consultoría Nutritional Coaching S.L., imparte formación específica para profesionales de la salud y del deporte, en España y Latinoamérica. Realiza asesoramiento nutricional desde hace más de quince años. Es coordinador y docente en la Universidad de Barcelona en másters y posgrados sobre nutrición deportiva y coaching nutricional. Es coautor de *Coaching nutricional*, *Coaching nutricional para niños y padres* y *Alimentación consciente*.

Lara Lombarte es dietista-nutricionista y especialista en coaching nutricional. Tiene una larga trayectoria en consulta acompañando a las personas a lograr sus éxitos, tanto a nivel físico como emocional. Está especializada en PNL, psicoterapia y mindfulness. Docente en el posgrado de Coaching Nutricional de la Universidad de Barcelona y de la certificación en Coaching Nutricional, PNL en Nutrición y Salud. Es coautora junto con Yolanda Fleta de *Las emociones se sientan a la mesa*.

Yolanda Fleta
Jaime Giménez
Lara Lombarte

50 HERRAMIENTAS DE COACHING NUTRICIONAL

para la salud y el bienestar

Prólogo de
Juan Revenga

DEBOLSILLO

Papel certificado por el Forest Stewardship Council®

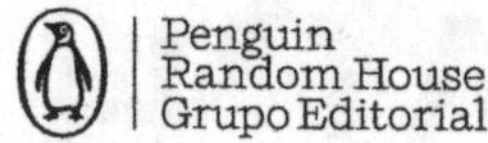

Segunda edición: julio de 2021
Primera reimpresión: febrero de 2024

Travessera de Gràcia, 47-49. 08021 Barcelona
Diseño de tripa: Comba Studio
Diseño de cubierta: Penguin Random House Grupo Editorial
Imagen de cubierta: © Comba Studio

Printed in Spain – Impreso en España

ISBN: 978-84-663-5830-9
Depósito legal: B-6.745-2021

Compuesto en M. I. Maquetación, S. L.
Impreso en Liberdúplex
Sant Llorenç d'Hortons (Barcelona)

P 3 5 8 3 0 9

ÍNDICE

PRÓLOGO
por Juan Revenga

¿TE ADHIERES?

> Locura: hacer lo mismo una y otra vez y esperar resultados diferentes.
>
> ALBERT EINSTEIN

«Hacer dieta» no funciona. Tenemos datos. No va a funcionar. Ninguna. Da igual la dieta que sea: de la piña, la disociada, la del ayuno intermitente, la cetogénica (y si la llamas *keto* tampoco), la de Herbalife, la de Pronokal, la de las 1.850 kcal, la de las 1.200 tampoco, la de tu endocrino, la de Naturhouse, la de Pamela Anderson, la de ese *Instagramer* tan cachas —que además es nutricionista—, la del índice glucémico, la de la alcachofa, la baja en grasas, o la baja en hidratos de carbono, la de aquella *youtuber* que desayunaba gachas de avena ecológica en bikini mientras hacía dominadas, la de tu nutricionista o la de la vecina del quinto. Da igual, insisto: «hacer dieta» para perder peso a medio o largo plazo no funciona. Es más, y en sentido contrario al efecto que habitualmente se le supone, el hecho de «hacer dieta» es un factor de riesgo para incrementar el peso.[1]

Si lo prefieres, esta aparente paradoja se puede expresar desde otra perspectiva, y contrastar que, en realidad, no hay paradoja por ningún lado: si «hacer dieta» funcionase, todo el mundo ya tendría el peso que le gustaría tener. Es decir, si tuviésemos la solución, el peso no constituiría la preocupación (casi) universal que hoy en día es.

Durante los últimos treinta años se han publicado centenares de estudios para valorar el éxito de diversas estrategias dietéticas para perder peso y mantener en el tiempo dicha pérdida, casi siempre en virtud de la distribución de macronutrientes. Además, también se han comparado unos estudios con otros con el fin de determinar qué dieta era la mejor. Hoy tenemos la respuesta: ninguna dieta es mejor que otra. Es cierto que todas consiguen (sin apenas diferencias significativas) hacer perder una cierta cantidad de peso en el corto plazo..., pero ninguna en particular consigue el éxito a largo plazo. Bien mirado es bastante lógico: ¿por qué razón el adoptar medidas puntuales —de quita y pon— iba a tener un efecto duradero?

Por cierto, ¿tienes idea de por qué se deja de «hacer dieta» o por qué se abandonan? La respuesta es muy simple: porque no gusta. Y esto es así porque se asumen actitudes y comportamientos que no son placenteros. Al contrario, el hecho de «estar a dieta» puede servir de excusa para justificar el mal carácter de alguien o para explicar un humor especialmente sombrío. Dicho de una forma más profesional, las dietas se abandonan porque no generan adherencia. Es difícil, por no decir imposible, que

1. Mann, T., Tomiyama, A. J., Westling, E., Lew, A. M., Samuels, B., & Chatman, J. , «Medicare's search for effective obesity treatments: diets are not the answer», *The American psychologist*, (2007), 62(3), 220-233. https://doi.org/10.1037/0003-066X.62.3.220

alguien se adhiera a algo que le resulta desagradable, a lo que le produce incomodidad o a algo que, simplemente, no le compensa considerando lo que obtiene por lo que sacrifica.

En este contexto, el coaching como estrategia en el proceso de transformación para el cambio de hábitos ayuda a averiguar qué es lo que se desea, a identificar los pros y los contras, y las dificultades que cada uno puede encontrar. En definitiva, el coaching proporciona una perspectiva racional, al tiempo que personal, para que cada uno se adhiera libremente al camino del cambio con el fin de lograr una mejora en los hábitos de vida, en este caso alimentarios. Observa la diferencia: «hábitos de vida» frente a «hacer dieta». Y que guste, claro, es decir, que compense o, dicho de una forma más seria, que haya adherencia hacia esos nuevos y mejores hábitos, que es la clave del éxito.

Y es aquí, en este momento, por el que hay que felicitarte a la hora de haber escogido esta obra de Yolanda Fleta, Jaime Giménez y Lara Lombarte . Y es que, ya seas un profesional de la salud interesado en la mejora de los hábitos de vida de tus pacientes, o un particular que ha decidido tomar el toro por lo cuernos, tienes entre tus manos un compendio de las mejores herramientas para favorecer y ayudar a la consecución del cambio. Sus autores son auténticos referentes en España del coaching nutricional y en esta obra te ofrecen cincuenta propuestas prácticas para trabajar y alcanzar ese objetivo de salud relacionado con la alimentación.

El libro funciona como una caja de herramientas, y lo primero que has de hacer, tal y como harías frente a una caja de este tipo, es echar un vistazo y analizar todas las herramientas que contiene. Con ellas al alcance de la mano podrás escoger aquella que mejor te convenga en tu caso particular o para usar en la consulta. No todas las herramientas sirven para hacer todo: son diversas las propuestas que te pueden ayudar a concretar los objetivos, a promover la motivación, a racionalizar los pensamientos, a trabajar las emociones o a aportar una adecuada educación nutricional. Solo tienes que elegir la herramienta que mejor se adecúe a ti o a la persona que precisa de tu asesoramiento, o bien ir cambiándolas para enriquecer las perspectivas de cada caso.

Es el momento de cambiar el discurso. Es hora por tanto de dejar de hablar de «hacer dieta» y empezar a hablar de «cambiar de hábitos».[2] Y es una suerte disponer de estas herramientas para ayudarnos en el proceso.

---

2. Pagoto, S. L., Appelhans, B. M. , «A call for an end to the diet debates», *JAMA* (2013), 310(7), 687–688. https://doi.org/10.1001/jama.2013.8601

AGRADECIMIENTOS

En este libro, nos gustaría dar las gracias, primero, a tod@s nuestr@s alumn@s que han querido compartir con nosotros su trabajo, para que forme parte de este recopilatorio. Gracias a Alejandra, Cynthia, Cristina, Elvira, Flor, Itziar, Javiera, Laura, Lluís, María, M.ª del Mar, Nubia, Olga, Tania, Vanesa y Verónica.

A Ana María Vergara Gracia, por la dedicación que a puesto en el diseño de las herramientas. Y, cómo no, a todo el equipo de Nutritional Coaching, que ha aportado su ojo crítico y profesional, así como su cariño y aliento, al proceso de creación de este libro.

Además, queremos dar las gracias a tod@s nuestr@s pacientes, que día tras día confían en nosotros y en los procesos de coaching en los que trabajamos estas herramientas. Gracias a ellas y a ellos, contamos con la experiencia necesaria para seleccionar los mejores recursos para que te sientas motivad@, comprometid@, y venzas las barreras que te presentaremos a lo largo de estas páginas.

Gracias.

INTRODUCCIÓN

Este libro pretende ser un recurso muy valioso para las personas que quieren mejorar su alimentación y para los profesionales que las acompañan. *50 herramientas de coaching nutricional para la salud y el bienestar* te conduce por un viaje de autoconocimiento que te permitirá descubrir y afianzar tus fortalezas, además de identificar las barreras que te impiden adoptar el tipo de alimentación que siempre has soñado y querido seguir. Los ejercicios que te proponemos te van a preparar para superar esas barreras y evitar que te autosabotees, y para que logres tu objetivo de una vez por todas.

Como ya sabes, si quieres comer bien, necesitas disponer de una pauta nutricional o de unas recomendaciones para asegurarte de que tu alimentación proporciona a tu cuerpo los nutrientes que necesita. Por eso, si no tienes claro lo que es una alimentación saludable o si las ideas acerca de lo que deberías o no deberías comer te resultan confusas, es importante que te pongas en manos de un dietista-nutricionista, quien te podrá asesorar profesionalmente con información basada en evidencia científica.

En ocasiones, sin embargo, disponer de la información no es suficiente para que uno se comprometa con el cambio. Es decir, aunque sabes lo que debes comer, no te ves capaz de abandonar las viejas rutinas o no estás preparado para afrontar los obstáculos que se repiten periódicamente cuando intentas mejorar tu dieta: siempre que lo intentas, aparece uno de esos obstáculos recurrentes y vuelves a la casilla de salida, y cada vez con menos fuerza y menos confianza en poder lograrlo.

Con este libro vamos a acompañarte para superar la frustración que te producen esos fracasos, porque cada herramienta que trabajes te proporcionará una perspectiva más clara de ti mism@. Además, descubrirás por qué es importante para ti mejorar tu alimentación. Sabemos que no es fácil llevar a cabo el cambio, pero también sabemos que eres capaz de lograrlo si estás dispuest@ a asumir el compromiso. Has conseguido otras metas en tu vida igual de difíciles, que también requieren esfuerzo y determinación, por lo que eres consciente de que, detrás de cualquier incomodidad, está la verdadera felicidad, la que se alcanza cuando persigues tus sueños, aunque eso suponga renunciar a ciertas cosas.

Con las herramientas de este libro, te entrenarás para enfrentarte a situaciones complejas —la falta de tiempo, los antojos, las emociones negativas, las personas boicoteadoras de tu entorno, los eventos sociales o tus pensamientos saboteadores— y salir de ellas airos@.

Verás con claridad hasta qué punto se conectan tus objetivos de alimentación con la persona que quieres ser, cómo puedes empezar a valorar y reconocer cada paso que das en la dirección de esa vida que quieres alcanzar, en lugar de estar pendiente únicamente de cómo varía el número de la báscula. Eres una persona maravillosa y llena de recursos que quiere cuidarse, y estas herramientas te van a ayudar a avanzar en esa dirección, haciendo que te sientas orgullos@ de ti mism@.

Este manual recoge las herramientas más valiosas con las que nos hemos encontrado como expertos en coaching nutricional. Algunas han sido diseñadas por Nutritional

Coaching y otras nos las han proporcionado estudiantes o colaboradores de nuestras formaciones en coaching nutricional, quienes las han creado con cariño y talento con el objetivo de que fueran útiles para sus pacientes. Todas ellas las hemos recogido en este libro para que tengas a mano las herramientas más poderosas, tanto si quieres aplicártelas tú mismo como si quieres usarlas para acompañar a otras personas.

Cada herramienta ha sido cuidadosamente trabajada, tanto en el contenido como en la forma, y diseñada con el objetivo de que te resulte atractiva y fácil de usar.

Como verás, además de la plantilla en blanco para que practiques las diferentes técnicas, primero mostramos una plantilla con respuestas, contestada por uno de nuestros clientes, para que te sirva de ejemplo.

Las herramientas están organizadas por orden alfabético y corresponden a diferentes categorías que te explicamos a continuación. Para indicar a qué categoría o categorías pertenece una herramienta, hemos utilizado un ideograma que encontrarás en la cabecera de la página.

DESCRIPCIÓN DE LAS CATEGORÍAS

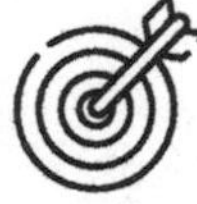

OBJETIVO

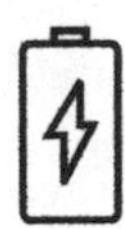

MOTIVACIÓN

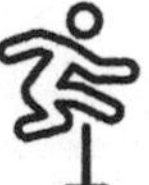

BARRERAS
Y RECURSOS

PENSAMIENTOS
Y CREENCIAS

EMOCIONES
Y HAMBRE
EMOCIONAL

EDUCACIÓN
NUTRICIONAL

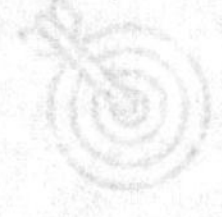

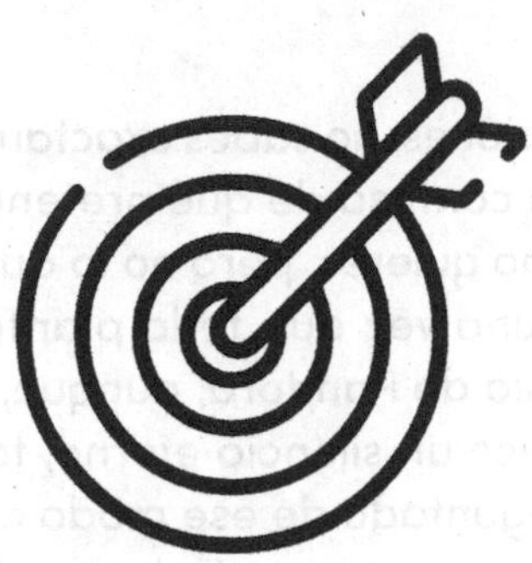

Objetivo

Para empezar a hablar sobre el objetivo, te propongo que leas este diálogo entre el gato de Cheshire (el gato de las sonrisas) y Alicia, sacado del libro *Alicia en el país de las maravillas*. Fíjate:

> Alicia: ¿Podrías decirme, por favor, qué camino debo seguir para salir de aquí?
> Gato: Depende de adónde quieras llegar.
> Alicia: Eso me da igual.
> Gato: Entonces, da igual qué camino escojas.

¿Qué te parece lo que le contesta el gato? La verdad es que la respuesta es muy acertada. Si no sabes qué quieres conseguir, es difícil establecer qué tienes que hacer para lograrlo.

El coaching es el arte de fijar un objetivo. Sin objetivo, no hay coaching. La primera pregunta que debes responderte es la siguiente: «¿Qué quiero conseguir?». Así, a primera vista, parece fácil de contestar, pero no es tan sencillo como parece.

En muchas ocasiones, no sabes exactamente qué quieres o tienes una idea confusa de qué pretendes lograr. O tienes claro lo que no quieres, pero no lo que sí quieres.

Sin embargo, una vez que te lo planteas, es probable que se abra la caja de Pandora, aunque, a veces, a continuación se produce un silencio eterno, tal vez porque jamás te lo has preguntado de ese modo o bien porque has contestado a la pregunta según lo que los otros querían para ti y no lo que tu querías.

Una vez que ya sabes lo que quieres, es el momento de redactar un objetivo, un paso que puede resultar sencillo, pero que requiere la máxima atención para que tu objetivo sea poderoso. Por ello, para que sea potente, es importante que el objetivo cumpla unos requisitos, basados en la técnica PRAMPE (Personal-Realista-Acordado-Medible-Positivo-Específico): en primer lugar debe ser Personal, lo que significa que depende de ti y de nadie más; Realista, en el sentido de alcanzable y que te transmita confianza en cuanto a tu capacidad de alcanzarlo; Acordado, es decir, que estés de acuerdo en trabajar para conseguirlo y que nadie te lo haya impuesto en contra de tu voluntad; Medible, o sea, que se pueda medir objetivamente, mediante números, escalas, etc.; también debe ser Positivo, enfocado en lo que sí deseas lograr en lugar de lo que no deseas; y por último debe ser Específico, esto es, a mayor concreción, mayor probabilidad de éxito, por lo que no lo dejes abierto, concrétalo al máximo posible. Por ejemplo, no es lo mismo decir «No quiero comer azúcar», que decir «Quiero dejar de poner azúcar en el café de la mañana».

Estos requisitos determinarán que tu objetivo sea poderoso y te mantenga motivad@ para lograr lo que deseas. Sin un objetivo concreto, no podemos iniciar un proceso de cambio, ya que acabaríamos navegando sin rumbo y gastaríamos energías en vano.

Así pues, como has visto, tener el objetivo claro es imprescindible para dar el primer paso en cualquier proceso. Por esta razón, hemos diseñado varias herramientas para que te resulte más sencillo definir el objetivo que deseas lograr, ya que no siempre es fácil saber qué queremos conseguir.

Puede que tengas una idea o un deseo sobre lo que te gustaría obtener, pero careces de propósito fijo y concreto. Con estas herramientas serás capaz de averiguar qué quieres y también qué tendrás que hacer para conseguirlo.

Lo más importante siempre será plantearte una pregunta poderosa: ¿Qué busco? ¿Qué quiero lograr? ¿Dónde me gustaría verme dentro de un año?

HERRAMIENTAS PARA TRABAJAR EL OBJETIVO:

- Atrévete a conducir tu tren.
- Beneficio secundario.
- Cambio de hábitos.
- Ecuación de la salud.
- El árbol de los valores.
- La balanza.
- La barca de las acciones.
- La lámpara mágica.
- La Rueda de la Alimentación.
- Marcadores de éxito.
- Mi equipaje.
- Mi plan trimestral.
- Opciones para mejorar mi salud.
- Plan de acción.
- Valorando mis progresos.
- Valores.
- Yo elijo lo que como.

Motivación

La motivación es el motor o la razón que te «mueve» a realizar o no una acción. El término está formado a partir de la palabra latina *motivus* («movimiento») y el sufijo «-ción» («acción», «efecto»), por lo que implica una «movilización hacia una acción».

La motivación es la gasolina del cerebro. Si no hay gasolina, el motor no arranca y no puedes ir hacia donde quieres llegar. Así pues, la motivación es un pilar fundamental para desarrollar un buen proceso de cambio.

Es común que inicies el proceso de cambio con una motivación muy elevada y que, a medida que el proceso avanza, esta motivación disminuya. Y si en el proceso te acompaña un profesional, puede que salgas muy motivad@ de las sesiones y que al cabo de unos días esta motivación caiga en picado, al no tener contacto con tu coach.

Motivar a las personas no es tarea fácil. Motivar a alguien no significa animarlo como si fueras su *cheerleader*, agitando los pompones a su lado y gritándole «¡Tú puedes!». Esto no es motivar. Además, el mayor reto no es motivar en un momento puntual, sino mantener la motivación elevada durante todo el proceso de cambio. Y para que esto suceda es necesario que conectes con tus valores, que reconozcas tus propios logros, que sepas identificar tus fortalezas y que descubras qué es lo realmente importante en tu vida y a qué le quieres destinar tiempo. Y para hacer todo este trabajo es básico disponer de herramientas con las que motivarse a uno mismo o para que los profesionales puedan motivar en las sesiones.

HERRAMIENTAS PARA TRABAJAR LA MOTIVACIÓN:

- Atrévete a conducir tu tren.
- Automonitorización.
- Basura *out* - Felicidad *in*.
- Darse un homenaje.
- Detective en el supermercado.
- El árbol de los valores.
- El columpio de la queja.
- Expandir la onda.
- Hazlo divertido.
- La balanza.
- Marcadores de éxito.
- Mi equipaje.
- Mi plan trimestral.
- Nutrirte de música.
- Regando mi jardín.
- Saltando vallas.
- Tabla motivacional.
- Yo elijo lo que como.

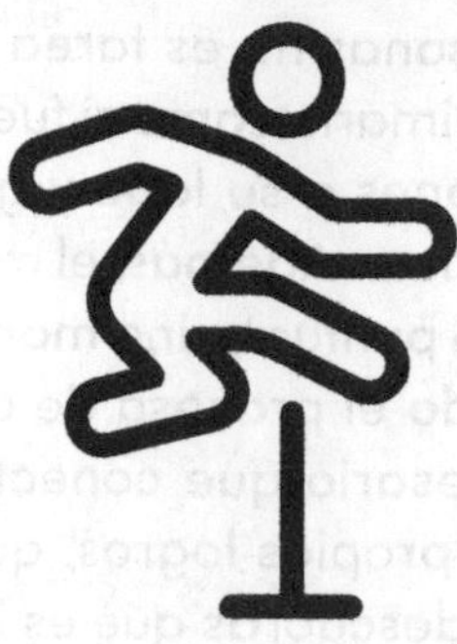

Barreras y recursos

Durante los procesos de cambio, no todo es un camino de rosas, más bien todo lo contrario: el camino está repleto de baches, grietas y otros obstáculos que hay que superar para alcanzar la meta.

Al encontrar una barrera u obstáculo, puedes estar tentado de abandonar el proceso. Justamente por eso, hemos diseñado este apartado, donde te proporcionamos un montón de herramientas para que descubras qué barrera te está impidiendo avanzar y puedas buscar y encontrar recursos, tanto internos como externos, para saltar el obstáculo y reemprender el camino hacia el objetivo.

Mucha gente cree que tiene menos recursos de los que en realidad tiene, seguramente porque nunca se ha parado a explorarlos. Sin embargo, sin la ayuda de un profesional, a veces resulta difícil encontrar estos recursos, por lo que, en según qué casos, es conveniente pedir ayuda para ser capaces de descubrir todo el potencial que tenemos dentro.

Quizá no eres capaz de reconocer tus fortalezas y recursos porque nunca has dedicado el tiempo necesario a observarte y buscarlos. Por eso, te proponemos una lista de herramientas que pueden ayudarte a descubrirlos y, en consecuencia, a superar las barreras que vayan apareciendo.

HERRAMIENTAS PARA DESCUBRIR RECURSOS Y SUPERAR BARRERAS:

- Aliados vs. saboteadores.
- Atrévete a conducir tu tren.
- Automonitorización.
- Basura *out* - Felicidad *in*.
- Creencias limitantes.
- Cuestionando creencias.
- Darse un homenaje.
- Ecuación de la salud.
- El columpio de la queja.
- El monstruo de la gula.
- Herramienta del tiempo.
- Incómodamente cómodo.
- La balanza.
- La Rueda de la Alimentación.
- Me he pillado haciéndolo bien.
- Opciones para mejorar mi salud.
- Plan de acción.
- Técnica EHVA.
- Yo elijo lo que como.

Pensamientos y creencias

Al igual que tu manera de actuar está condicionada por tu estado emocional, tu estado emocional está influenciado por tus pensamientos, que en muchas ocasiones están determinados por las creencias personales de cada uno.

Tu mente crea una infinidad de pensamientos diarios y la mayoría de ellos son negativos, por lo que cada día vives una lucha en la que tratas de neutralizar los pensamientos negativos mediante la creación de pensamientos positivos. Lo que sucede es que, a veces, crear pensamientos positivos es muy complicado.

Las creencias se crean a partir de tus experiencias, tu entorno, tu familia, tus amigos, tu trabajo... Como ser humano, tienes creencias limitantes, que te bloquean y te impiden avanzar hacia tu destino, y creencias que te hacen la vida más fácil y te dan seguridad, que son la mayoría, como por ejemplo: crees que el sol sale por las mañanas y no necesitas comprobar a diario que eso es cierto. Y esto es así con muchas otras cosas de la vida cotidiana.

Pero ¿qué hacemos con los pensamientos y las creencias que nos bloquean o nos limitan? Pues trabajarlos para que sean más positivos y más potenciadores.

Además, en cuanto a los pensamientos, debes tener presente que son solo eso, ideas, palabras en tu mente, por lo que, tal como han venido se pueden ir. Y en relación con las creencias, piensa que, aunque tú las consideres verdades absolutas, pueden no serlo. Y aunque así fuera, aunque una creencia resulte ser cierta, lo más importante es que seas consciente de que puedes elegir actuar en la dirección opuesta a esta creencia si de esa forma te acercas a la vida que quieres.

Por ejemplo, si una de mis creencias limitantes es «No puedo dejarme nada en el plato», me obligará a comer más de lo que me gustaría o incluso cuando ya no tengo hambre. Sin embargo, puedo modificar esta creencia si identifico qué limitaciones implica y qué beneficios me aportaría cambiarla. Cuestionar tus creencias puede acercarte a ser aquella persona que deseas ser.

Lo mismo sucede con los pensamientos que te bloquean o limitan. Si tu pensamiento es «No puedo comer tanta fruta», te resultará más difícil conseguirlo que si, por el contrario, generas un pensamiento más positivo en relación con esta conducta, como por ejemplo: «Comeré un poco más de fruta para estar más sano». Para integrar este nuevo pensamiento tendrás que ir repitiéndotelo, y de este modo te acercará poco a poco a aquello que deseas conseguir: una salud mejor.

Trabajar pensamientos y creencias puede resultar complejo, aunque a veces es, sin duda, revelador y satisfactorio.

HERRAMIENTAS PARA TRABAJAR PENSAMIENTOS Y CREENCIAS:

- Basura *out* - Felicidad *in*.
- Cambio de hábitos.
- Creencias limitantes.
- Cuestionando creencias.
- Darse un homenaje.
- El columpio de la queja.
- El quinto elemento.
- Esta es mi elección.
- Expandir la onda.
- Flujo de pensamiento.
- Herramienta del tiempo.
- Incómodamente cómodo.
- Pensamiento saboteador.
- Tu historia con la comida.

Emociones y hambre emocional

Entre las emociones y la comida existe un estrecho vínculo, por eso a veces usas la comida como bálsamo emocional. No debes sentirte mal por ello, porque es normal que esto suceda. Lo importante es que, en el momento en que te des cuenta de que usas la comida como bálsamo emocional, tomes las riendas y busques la manera de solventar esta situación, ya que podría complicarte las cosas de cara a tu objetivo.

Es muy bueno aprender a gestionar tus emociones y aprender qué necesita cada una de ellas, porque así tendrás alternativas a la comida para atenderlas y te sentirás mucho más satisfech@ con tu manera de actuar.

También es importante que sepas que el hambre emocional no está siempre presente, sino todo lo contrario: aparece en momentos concretos, y es en estos momentos en los que debes contar con estrategias para combatirla.

Las herramientas para trabajar el hambre emocional te permitirán explorar dentro de ti esos recursos que ya tienes pero que hasta el momento no has experimentado. Para saber qué emoción hay en ti, debes reconectar con tu cuerpo y reconocer qué señales te manda, para así darle lo que necesita. Si no sabes qué sientes, te resultará difícil darle a tu cuerpo lo que necesita. Así pues, es básico que entrenes la habilidad de parar y escuchar tu cuerpo, saber qué te dice y cómo te lo dice.

Con las herramientas que te sugerimos a continuación podrás profundizar mucho más en todo el mundo emocional que tienes dentro y en cómo desvincularlo de tu alimentación para ser libre en tus decisiones alimentarias.

HERRAMIENTAS PARA TRABAJAR LAS EMOCIONES Y EL HAMBRE EMOCIONAL:

- ¿Cómo me siento?
- El espejo.
- El monstruo de la gula.
- Me he pillado haciéndolo bien.
- Menú de palabras.
- Nutrirte de música.
- Reconcíliate con tu parte glotona.
- Regando mi jardín.
- Técnica EHVA.
- Tu historia con la comida.
- Zona de equilibrio.

Educación nutricional

En los procesos de coaching nutricional, obviamente se trabaja también la parte nutricional, en la que se aportan conocimientos técnicos sobre la alimentación más adecuada para ti, pero desde un punto «coachingniano», es decir, nada impositivo. Se trata de ampliar horizontes para que la decisión salga de ti mismo y, en vez de ser decidida y trazada únicamente por el profesional, se desarrolle de forma conjunta con el fin de decidir una estrategia efectiva para lograr los objetivos que te has propuesto.

Con las herramientas de coaching nutricional que trabajan la educación nutricional, aprenderás a leer las etiquetas para poder decidir qué alimentos comprar, explorarás nuevos alimentos y saldrás de tu zona de confort alimentaria, aunque serás siempre tú quien decida lo que quieres aplicar para ir avanzando e ir acercándote a tu objetivo.

Es importante que sepas que el coaching nutricional no es lo mismo que la educación nutricional. Entre ambos existe una diferencia primordial, ya que en la educación nutricional tan solo se aportan conocimientos sobre nutrición, mientras que en el coaching nutricional, después de darte las herramientas de coaching y la información técnica sobre nutrición, te pasan a ti el mando para que decidas el qué, el cómo y el cuándo.

HERRAMIENTAS PARA TRABAJAR LA EDUCACIÓN NUTRICIONAL:

- Detective en el supermercado.
- Hazlo divertido.
- Identificar hábitos no saludables.
- Lista de cambios inteligentes.
- Los indispensables.
- Opciones para mejorar tu salud.
- Saliendo de mi zona de confort alimentaria.

HERRAMIENTAS

Clasificación de

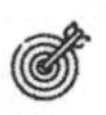 OBJETIVO	 MOTIVACIÓN	 BARRERAS Y RECURSOS
Atrévete a conducir tu tren	Atrévete a conducir tu tren	Aliados vs. saboteadores
Beneficio secundario	Automonitorización	Atrévete a conducir tu tren
Cambio de hábitos	Basura *out* - Felicidad *in*	Automonitorización
Ecuación de salud	Darse un homenaje	Basura *out* - Felicidad *in*
El árbol de los valores	Detective en el supermercado	Cómodamente incómodo
La balanza	El árbol de los valores	Creencias limitantes
La barca de las acciones	El columpio de la queja	Cuestionando creencias
La lámpara mágica	El quinto elemento	Darse un homenaje
La Rueda de la Alimentación	Esta es mi elección	Ecuación de salud
Marcadores de éxito	Expandir la onda	El columpio de la queja
Mi equipaje	Hazlo divertido	El monstruo de la gula
Mi plan trimestral	Marcadores de éxito	Herramienta del tiempo
Opciones para mejorar mi salud	Mi equipaje	La balanza
Plan de acción	Mi plan trimestral	La Rueda de la Alimentación
Valorando mis progresos	Nutrirte de música	Me he pillado haciéndolo bien
Valores	Plan de acción	Opciones para mejorar mi salud
Yo elijo qué como	Saltando vallas	Plan de acción
	Tabla motivacional	Saltando vallas
	Valorando mis progresos	Técnica EHVA
	Valores	Yo elijo qué como
	Yo elijo qué como	

las herramientas

PENSAMIENTOS Y CREENCIAS	EMOCIONES Y HAMBRE EMOCIONAL	EDUCACIÓN NUTRICIONAL
Basura *out* - Felicidad *in*	¿Cómo me siento?	Detective en el supermercado
Cambio de hábitos	El monstruo de la gula	Hazlo divertido
Cómodamente incómodo	Me he pillado haciéndolo bien	Identificar hábitos no saludables
Creencias limitantes	Menú de palabras	Lista de cambios inteligentes
Cuestionando creencias	Nutrirte de música	Los indispensables
Darse un homenaje	Regando mi jardín	Opciones para mejorar mi salud
El columpio de la queja	Saliendo de mi zona de confort alimentaria	
El quinto elemento	Técnica EHVA	
Esta es mi elección	Tu espejo	
Expandir la onda	Tu historia con la comida	
Flujo de pensamiento	Zona de equilibrio	
Herramienta del tiempo		
Pensamiento saboteador		
Tu historia con la comida		

01

ALIADOS VS. SABOTEADORES

En tu camino hacia el éxito te vas a encontrar con personas que te comprenderán, te apoyarán y te facilitarán la vida, y con personas que harán todo lo contrario: te inducirán a dudar de tu propósito, te lo pondrán difícil, te boicotearán. Sin embargo, aunque tengas en cuenta la opinión de otros, recuerda que haces esto por y para ti. El apoyo de los demás es importante, pero no imprescindible. No te preocupes por ellos: si tú estás bien, ellos estarán bien.

Con esta herramienta vas a poder identificar en tu entorno qué persona ocupa el papel de aliado y quién el de saboteador. Tendrás más claridad en comprender de qué forma te apoyan o te dificultan el comprometerte con tu objetivo. Una vez identificados, recuerda potenciar a tus aliados y neutralizar a tus saboteadores, restándole fuerza a la influencia que estos puedan tener sobre tus elecciones.

IDENTIFICA A TUS ALIADOS

Son aquellos que te ayudan y te dan energía para seguir con tu plan de alimentación.

¿QUIÉNES SON?

· *Olga (mi hermana)*

· *Ana (mi compañera de trabajo)*

¿CÓMO TE POTENCIAN?

· *Olga me anima cada vez que hablamos y me manda mensajes y frases motivadoras por Whatsapp.*

· *Ana quiere perder peso. Las dos nos animamos a no decaer y traemos comida sana al despacho.*

IDENTIFICA A TUS ALIADOS 

Son aquellos que te ayudan y te dan energía para seguir con tu plan de alimentación.

¿QUIÉNES SON?

¿CÓMO TE POTENCIAN?

IDENTIFICA A TUS SABOTEADORES

Son aquellos que dificultan y obstaculizan que sigas tu plan de alimentación.

¿QUIÉNES SON?

· *Óscar (mi pareja)*

· *Mi madre*

¿CÓMO TE SABOTEAN?

· *Óscar come mal. Al acabar de cenar saca galletas o chocolate. La verdad, esto no me ayuda porque acabo cayendo en la tentación, cuando llevo todo el día haciéndolo bien.*

· *Mi madre: Cuando vamos a comer a su casa, le cuesta ajustar las cantidades y siempre acabo comiendo de más.*

¿CÓMO LOS PUEDES NEUTRALIZAR?

· *Óscar: Hablar con él y pedirle que, por favor, no lo haga porque para mí es difícil decir que no a la tentación si la tengo delante.*

· *Mi madre: Cuando vaya a su casa a comer, mentalizarme sobre cuál es mi objetivo y comer solo lo que me sirvan. Si me da la opción de repetir, decir que no y pensar lo que consigo al rechazarla.*

IDENTIFICA A TUS SABOTEADORES

Son aquellos que dificultan y obstaculizan que sigas tu plan de alimentación.

¿QUIÉNES SON?

¿CÓMO TE SABOTEAN?

¿CÓMO LOS PUEDES NEUTRALIZAR?

02

ATRÉVETE A CONDUCIR TU TREN

¿Quieres conducir el tren de tu vida para conseguir los objetivos que deseas?

Imagínate que vas en un tren, donde:

1. El primer vagón, la máquina, es la motivación, lo que te empuja a conseguir el objetivo.
2. El carbón son tus recursos, aquello que te ayuda a llegar a la estación.
3. Las vías son las distintas opciones para llegar a tu destino, los diferentes caminos que puedes escoger.
4. Los vagones son las acciones que te permitirán llegar a la estación final.
5. Los pasos a nivel, los retrasos, las piedras son los obstáculos que te encontrarás en el trayecto.
6. La estación de destino es tu objetivo, tu meta final.

Debajo de cada dibujo, anota a qué corresponde en relación con tu cambio de alimentación y... ¡atrévete a subir al tren!

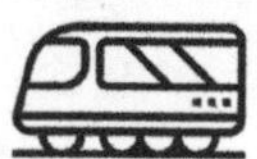

MAQUINARIA
MOTIVACIÓN

- *Para demostrarme que puedo ganar salud.*

CARBÓN
RECURSOS

- *Ya he hecho una media maratón.*
- *Soy perseverante.*

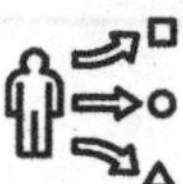

VÍAS
OPCIONES

- *Entrenar yo solo.*
- *Apuntarme a un club.*
- *Salir con mi pareja.*

VAGONES
ACCIONES

- *Entrenar con el club 3 días/semana.*

PASOS A NIVEL, RETRASOS, PIEDRAS
BARRERAS

- *Falta de tiempo para entrenar.*
- *Cansancio al final del día.*
- *Pereza.*

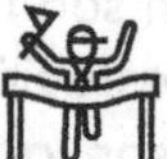

FIN DE TRAYECTO
OBJETIVO FINAL

- *Quiero correr la media maratón en 2 horas.*

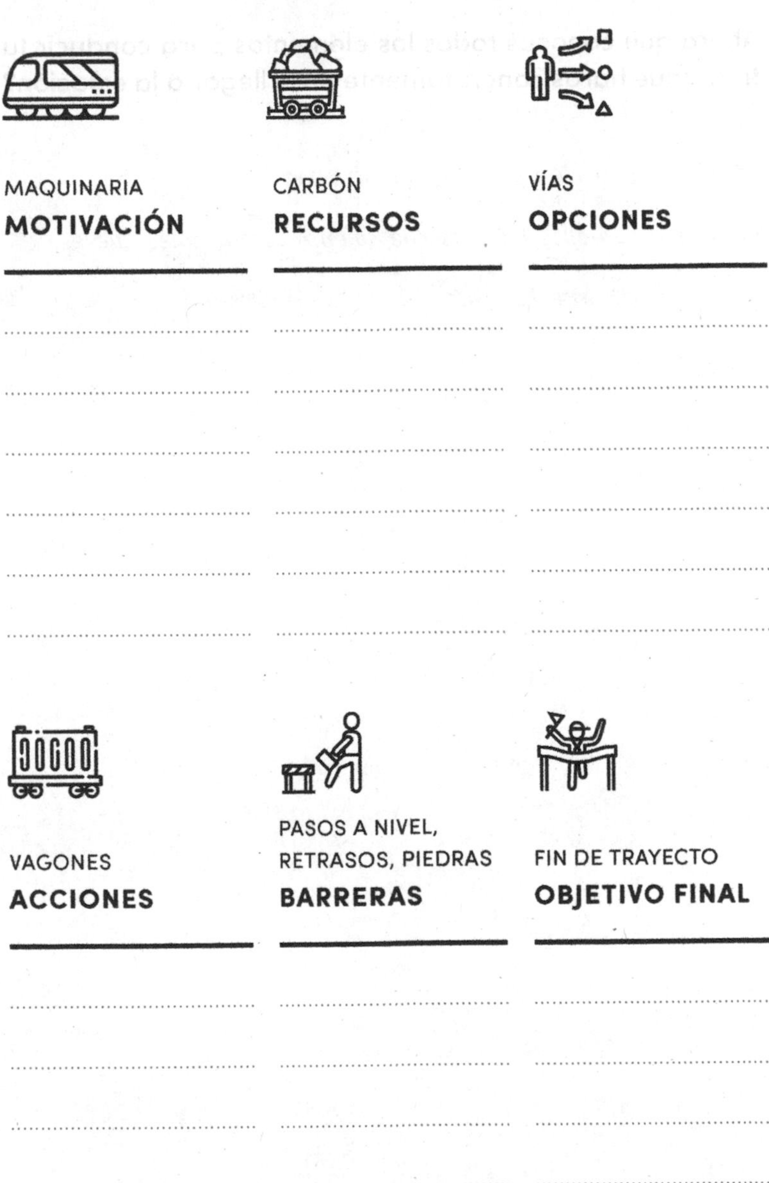

MAQUINARIA
MOTIVACIÓN
CARBÓN
RECURSOS
VÍAS
OPCIONES
VAGONES
ACCIONES
PASOS A NIVEL, RETRASOS, PIEDRAS
BARRERAS
FIN DE TRAYECTO
OBJETIVO FINAL

Ahora que conoces todos los elementos para conducir tu tren, ¿qué harás concretamente para llegar a la estación?

· *Apuntarme al club de atletismo del barrio.*

· *Entrenar con ellos los días que salen a correr: lunes, jueves y sábado durante 1.30 h.*

Ahora que conoces todos los elementos para conducir tu tren, ¿qué harás concretamente para llegar a la estación?

03

AUTOMONITORIZACIÓN

Ser consciente de cómo haces las cosas es el primer paso para poder mejorarlas. Si, además, quieres aumentar tu nivel de conciencia, la automonitorización es una estrategia muy efectiva. Esta consiste en observarse y anotar toda la información relevante para poder llevar un registro de tu progreso. Para ello, te proponemos que analices tus conductas relacionadas con la alimentación y actividad física, así como tu estado emocional y te evalúes según tu criterio. Anota tu valoración durante dos semanas en las plantillas que encontrarás a continuación.

PARTE 1: VALORA TUS COMIDAS

SEMANA 1	DESAYUNO	MEDIA MAÑANA	COMIDA	MERIENDA	CENA	RESOPÓN
LUNES	Bien	Bien	Bien	Bien	Bien	
MARTES	Bien	Bien	Bien	Bien	Bien	
MIÉRCOLES	Bien	Mal	Bien	Bien	Bien	
JUEVES	Bien	Bien	Bien		Bien	Mal
VIERNES	Bien	Bien	Regular	Bien	Regular	
SÁBADO	Bien	Mal	Bien	Mal	Regular	
DOMINGO	Regular	Mal	Mal	Bien	Bien	

SEMANA 2	DESAYUNO	MEDIA MAÑANA	COMIDA	MERIENDA	CENA	RESOPÓN
LUNES	Bien	Bien	Bien	Bien	Bien	
MARTES	Bien	Bien	Bien	Bien	Bien	
MIÉRCOLES	Bien	Mal	Bien	Bien	Bien	
JUEVES	Bien	Mal	Bien	Bien	Bien	
VIERNES	Bien	Mal	Regular	Bien	Bien	
SÁBADO	Bien	Mal	Regular	Regular	Mal	
DOMINGO	Regular	Bien	Bien	Bien	Bien	

¿De qué te sientes satisfech@? ¿Qué puedes mejorar?

Me siento satisfech@ de haber introducido más verdura en mis platos principales. Ahora estoy comiendo muchos más vegetales y me siento muy bien. No acabo tan pesad@ y mis digestiones son mejores.

Puedo mejorar en las opciones que elijo el fin de semana.

También en prestar atención a la hora de servirme el plato, porque esta última semana no he estado tan atent@ y mi valoración de las comidas no ha sido tan buena.

PARTE 1: VALORA TUS COMIDAS

SEMANA 1	DESAYUNO	MEDIA MAÑANA	COMIDA	MERIENDA	CENA	RESOPÓN
LUNES						
MARTES						
MIÉRCOLES						
JUEVES						
VIERNES						
SÁBADO						
DOMINGO						

SEMANA 2	DESAYUNO	MEDIA MAÑANA	COMIDA	MERIENDA	CENA	RESOPÓN
LUNES						
MARTES						
MIÉRCOLES						
JUEVES						
VIERNES						
SÁBADO						
DOMINGO						

¿De qué te sientes satisfech@? ¿Qué puedes mejorar?

PARTE 2: VALORA TU ACTIVIDAD FÍSICA PLANIFICADA Y ESPONTÁNEA

SEMANA 1	TIPO DE ACTIVIDAD	DURACIÓN DE LA ACTIVIDAD	HORA	¿CÓMO TE HAS SENTIDO DESPUÉS?
LUNES	*Subir las escaleras del despacho*	*3 minutos*	*8*	*Bien y orgullos@*
MARTES	*Subir las escaleras del despacho*	*3 minutos*	*8*	*Bien y orgullos@*
MIÉRCOLES				
JUEVES	*Subir las escaleras del despacho*	*3 minutos*	*8*	*Me faltaba el aire, cansad@*
VIERNES				
SÁBADO				*Contentísim@ e inspirad@*
DOMINGO	*Excursión a la montaña*	*2 horas*	*De 10 a 12*	

SEMANA 2	TIPO DE ACTIVIDAD	DURACIÓN DE LA ACTIVIDAD	HORA	¿CÓMO TE HAS SENTIDO DESPUÉS?
LUNES	*Spinning*	*50 minutos*	*19*	*Cansad@ y content@*
MARTES				
MIÉRCOLES	*Spinning*	*50 minutos*	*19*	*Cansad@ y content@*
JUEVES				
VIERNES				
SÁBADO				
DOMINGO				

¿Crees que puedes incrementar tu actividad física? ¿De qué manera?

· *Sí, podría. Tal vez subiendo y bajando las escaleras del despacho cada día. También podría ir al gimnasio un día más, los jueves, a hacer algo de natación o tonificación por la tarde, después del trabajo.*

PARTE 2: VALORA TU ACTIVIDAD FÍSICA PLANIFICADA Y ESPONTÁNEA

SEMANA 1	TIPO DE ACTIVIDAD	DURACIÓN DE LA ACTIVIDAD	HORA	¿CÓMO TE HAS SENTIDO DESPUÉS?
LUNES				
MARTES				
MIÉRCOLES				
JUEVES				
VIERNES				
SÁBADO				
DOMINGO				

SEMANA 2	TIPO DE ACTIVIDAD	DURACIÓN DE LA ACTIVIDAD	HORA	¿CÓMO TE HAS SENTIDO DESPUÉS?
LUNES				
MARTES				
MIÉRCOLES				
JUEVES				
VIERNES				
SÁBADO				
DOMINGO				

¿Crees que puedes incrementar tu actividad física? ¿De qué manera?

PARTE 3: VALORA TU ESTADO EMOCIONAL

SEMANA 1	¿QUÉ EMOCIONES HAS SENTIDO?	¿CÓMO HAN AFECTADO A TU ALIMENTACIÓN?	¿CÓMO PODRÍAS MEJORARLO?
LUNES			
MARTES			
MIÉRCOLES	Rabia, enfado	Comer palitos de pan de manera compulsiva	Comentando mi enfado a un compañero del trabajo
JUEVES			
VIERNES			
SÁBADO			
DOMINGO	Amor, alegría	Me he dejado llevar por el entorno	Siendo consciente de lo que como

SEMANA 2	¿QUÉ EMOCIONES HAS SENTIDO?	¿CÓMO HAN AFECTADO A TU ALIMENTACIÓN?	¿CÓMO PODRÍAS MEJORARLO?
LUNES			
MARTES			
MIÉRCOLES			
JUEVES			
VIERNES			
SÁBADO			
DOMINGO	Aburrimiento	Comiendo más de la cuenta y cosas poco sanas en la merienda	Salir de casa en lugar de quedarme allí

Anota tus reflexiones.

· *Cuando esté aburrid@ los domingos, salir de casa para distraerme en lugar de ponerme a comer.*

· *En el trabajo tener algo para picar que sea sano, en lugar de los palitos de pan.*

· *Cuando esté en una celebración, ser consciente de mi objetivo y no dejarme llevar por el entorno.*

PARTE 3: VALORA TU ESTADO EMOCIONAL

SEMANA 1	¿QUÉ EMOCIONES HAS SENTIDO?	¿CÓMO HAN AFECTADO A TU ALIMENTACIÓN?	¿CÓMO PODRÍAS MEJORARLO?
LUNES			
MARTES			
MIÉRCOLES			
JUEVES			
VIERNES			
SÁBADO			
DOMINGO			

SEMANA 2	¿QUÉ EMOCIONES HAS SENTIDO?	¿CÓMO HAN AFECTADO A TU ALIMENTACIÓN?	¿CÓMO PODRÍAS MEJORARLO?
LUNES			
MARTES			
MIÉRCOLES			
JUEVES			
VIERNES			
SÁBADO			
DOMINGO			

Anota tus reflexiones.

PARTE 4: VALORACIÓN GENERAL DEL SEGUIMIENTO DEL PLAN DE ALIMENTACIÓN, ACTIVIDAD FÍSICA Y GESTIÓN EMOCIONAL

Marca la puntuación diaria teniendo en cuenta que la máxima es 10.

SEMANA 1	1	2	3	4	5	6	7	8	9	10	¿CÓMO PUEDES SUBIR 1 PUNTO?
LUNES										10	
MARTES										10	
MIÉRCOLES									9		Cenando más cantidad para no quedarme con hambre
JUEVES									9		Planificando mejor las meriendas
VIERNES								8			Planificando mejor las comidas
SÁBADO							7				
DOMINGO							7				Controlar lo que pido en el restaurante

SEMANA 2	1	2	3	4	5	6	7	8	9	10	¿CÓMO PUEDES SUBIR 1 PUNTO?
LUNES										10	
MARTES										10	
MIÉRCOLES									9		Llevar de casa un tentempié para tomarlo a media mañana
JUEVES									9		Llevar de casa un tentempié para tomarlo a media mañana
VIERNES								8			Tener la comida lista en casa
SÁBADO							7				Planificar las comidas del fin de semana, en vez de improvisar
DOMINGO						6					Si me aburro, salir a pasear y no comer para distraerme

PARTE 4: VALORACIÓN GENERAL DEL SEGUIMIENTO DEL PLAN DE ALIMENTACIÓN, ACTIVIDAD FÍSICA Y GESTIÓN EMOCIONAL

Marca la puntuación diaria teniendo en cuenta que la máxima es 10.

SEMANA 1	1	2	3	4	5	6	7	8	9	10	¿CÓMO PUEDES SUBIR 1 PUNTO?
LUNES											
MARTES											
MIÉRCOLES											
JUEVES											
VIERNES											
SÁBADO											
DOMINGO											

SEMANA 2	1	2	3	4	5	6	7	8	9	10	¿CÓMO PUEDES SUBIR 1 PUNTO?
LUNES											
MARTES											
MIÉRCOLES											
JUEVES											
VIERNES											
SÁBADO											
DOMINGO											

04

BASURA *OUT* – FELICIDAD *IN*

Es importante eliminar aquello que ya no nos sirve, para dejar espacio y que en nuestra vida entren cosas que sí nos resultan útiles. A lo mejor tienes un mal hábito o algún pensamiento saboteador muy arraigado en relación con tu estilo de vida que deseas eliminar, así como otros más positivos o beneficiosos que te gustaría adoptar. Pues bien, el propósito de esta herramienta es que tomes consciencia de los primeros y trates de eliminarlos para, de este modo, dejar que entren hábitos o pensamientos nuevos que te resulten beneficiosos para mejorar tu vida y ser más feliz.

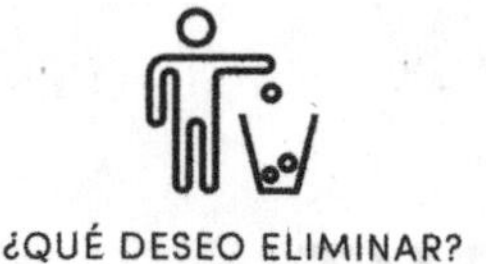 ¿QUÉ DESEO ELIMINAR?	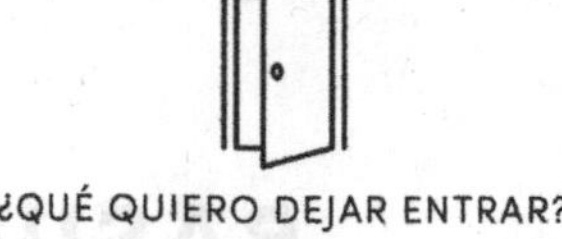 ¿QUÉ QUIERO DEJAR ENTRAR?
El tabaco	*Aire puro*
El azúcar del café	*El sabor real del café (para saber si me gusta)*
Lo mal que le hablo a mi cuerpo	*Ser más cariñosa conmigo mism@*
El estrés	*Más calma mental*
El exceso de horas de sofá	*Movimiento corporal*
La comida rápida	*Comida más sana*

En cuanto a lo que quiero dejar entrar, ¿cómo lo haré? ¿Para qué quiero que entre?

Voy a empezar por:

- *El movimiento: cada tarde, volver andando a casa desde el trabajo.*
- *El estrés: bajarme una app de meditación para empezar a practicarla.*

Para cuidarme más y sentirme bien conmigo mism@.

No quiero dejar pasar más el tiempo sin hacer esos cambios.

¡Ahora es el momento!

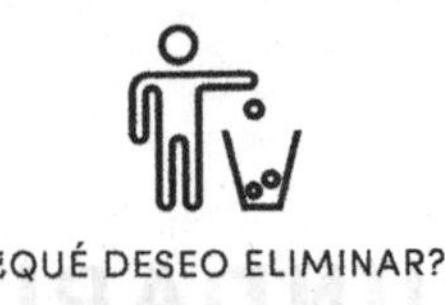

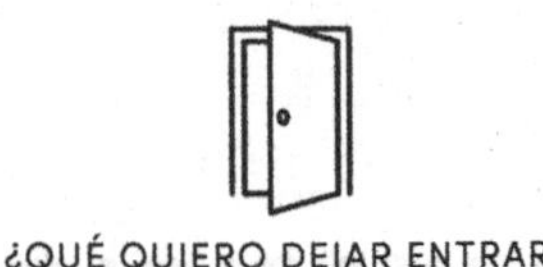

¿QUÉ DESEO ELIMINAR?	¿QUÉ QUIERO DEJAR ENTRAR?

En cuanto a lo que quiero dejar entrar, ¿cómo lo haré? ¿Para qué quiero que entre?

....

....

....

....

....

....

....

05

BENEFICIO SECUNDARIO

Todo lo que haces, incluso aquellas conductas que te alejan de los hábitos saludables que te gustaría afianzar, te aporta algún beneficio aunque no siempre sea visible. A este, que es inconsciente, lo llamamos «beneficio secundario». Con esta herramienta serás más consciente de esas conductas y de la necesidad que estás cubriendo con ellas, con el propósito último de encontrar una alternativa que te permita mantener ese beneficio de una forma más saludable. Sigue las instrucciones siguientes.

1. Haz una lista con los motivos de tu conducta en la primera columna. Por ejemplo: «Porque me aburro», «Porque necesito comer algo dulce»...
2. En la segunda, sustituye el «por qué» por un «para qué», de manera que seas más consciente de la conducta y de la intención que denota. Por ejemplo, en lugar de «Porque me aburro», podrías poner «Para combatir el aburrimiento».
3. En la tercera columna, anota una alternativa saludable que te aporte el mismo beneficio.

¿POR QUÉ?	¿PARA QUÉ? (BENEFICIO)	ALTERNATIVA SALUDABLE
Porque me aburro y como galletas o chocolate	*Para distraerme*	*Hacer alguna actividad en casa: dibujar, pintarme las uñas, leer un libro, ordenar...*
Porque necesito relajarme	*Para relajarme*	*Hacer 3 respiraciones profundas y levantarme de la silla para moverme y destensarme*
Porque quiero comer algo dulce	*Para tener un pequeño placer*	*Comer algo dulce y sano, como plátano con chocolate, dátiles, yogur con canela y nueces...*

¿Cómo te sientes cuando te dejas llevar por la conducta que no deseas?

· Mal. Siento que no domino la situación, me baja la autoestima y entonces como más y todo se descontrola.

¿Cómo te sentirás al escoger la alternativa saludable?

· Si lo consigo, muy bien, claro. Sentiré que domino la situación, la autoestima me subirá y tendré más ganas de continuar.

¿POR QUÉ?	¿PARA QUÉ? (BENEFICIO)	ALTERNATIVA SALUDABLE

¿Cómo te sientes cuando te dejas llevar por la conducta que no deseas?

....

....

¿Cómo te sentirás al escoger la alternativa saludable?

....

....

06

CAMBIO DE HÁBITOS

El objetivo de esta herramienta es identificar la secuencia del hábito no saludable que tienes incorporado y cambiarlo por una alternativa mejor. Si lo trabajas previamente, serás más capaz de optar por una acción más correcta la próxima vez que entres en contacto con la señal que dispara tu hábito.

Por ejemplo:

- Señal: llego a casa por la tarde después de trabajar.
- Conducta: abro el armario y me como unas galletas de chocolate. Recompensa: me relajo y mato el hambre hasta la cena.

- Señal: llego a casa por la tarde después de trabajar.
- Conducta: abro la nevera y cojo un yogur o una fruta. Me preparo una infusión y mientras reposa me como el yogur o la fruta de manera atenta.
- Recompensa: me relajo y mato el hambre hasta la cena.

Anota tu secuencia en los siguientes círculos:

SEÑAL	CONDUCTA	RECOMPENSA
A media mañana, ir a la cafetería con mi compañera de trabajo	*Pedir un café con leche y comerme la galletita que ponen de «regalo»*	*Tener un momento de calma durante la mañana y beber algo calentito*

Aunque antes *me comía la galleta que me regalaban en la cafetería con el café con leche que me pedía...*

SEÑAL	CONDUCTA	RECOMPENSA
A media mañana, ir a la cafetería con mi compañera de trabajo	*Pedir un cortado y dejar en la barra la galletita que ponen de «regalo».*	*Tener un momento de calma durante la mañana y beber algo calentito*

Ahora, cuando *dejo la galleta en la barra de la cafetería y me pido un cortado en lugar de un café con leche, obtengo la misma recompensa, que es relajarme y parar un poco a media mañana.*

Anota tu secuencia en los siguientes círculos:

SEÑAL | CONDUCTA | RECOMPENSA

Aunque antes

SEÑAL | CONDUCTA | RECOMPENSA

Ahora, cuando

07

¿CÓMO ME SIENTO?

Con esta herramienta descubrirás que, aunque el hambre emocional puede aparecer en cualquier momento, no dura todo el día. Además, como serás consciente del diálogo que mantienes contigo cuando aparece, serás capaz de ver qué alternativas tienes para gestionar estos momentos de manera mucho más saludable.

A continuación, rellena esta tabla en relación con el hambre emocional:

SITUACIÓN	ESTADO EMOCIONAL ANTES DE COMER	¿QUÉ ME DIGO A MÍ MISMO?	ESTADO EMOCIONAL DESPUÉS DE COMER	¿QUÉ ME DIGO A MÍ MISMO?
En el trabajo, antes de ir a comer	*Estresado*	*Esto es un horror, es insoportable, merezco un premio.*	*Rabioso. Frustrado*	*Has fallado otra vez.*
Al llegar a casas sobre las 7 de la tarde	*Cansado mentalmente y estresado*	*Vaya día más intenso. Este es mi momento.*	*Triste y desanimado*	*No eres capaz.*
Los domingos por la mañana	*Relajado y feliz*	*Hoy toca cuidarse.*	*Insatisfecho*	*Podrías habértelo ahorrado.*

PREGUNTAS PARA REFLEXIONAR

1. ¿Qué emociones predominan cuando aparece el hambre emocional?

· *El estrés, sobre todo.*

2. ¿Cómo te gustaría actuar en esta/s situación/es en lugar de dejarte llevar por el hambre emocional?

· *Tomando consciencia de que saciar el hambre emocional no soluciona para nada la situación y de que después me siento aún peor y me machaco a mí mismo.*

3. ¿Qué alternativas se te ocurren?

· *En el trabajo, antes de ir a comer, podría tomar un vaso de agua mirando por la ventana para desestresarme.*
Y, cuando vuelvo a casa por la tarde, respirar hondo antes de entrar y beber un poco de agua al llegar en vez de atacar a las patatas, o no comprar patatas.

4. ¿Qué diálogo te gustaría tener contigo mism@?

· *Me gustaría decirme que soy capaz, que puedo, que lo lograré. Pero para conseguirlo debo ser consciente de cuál es mi objetivo.*

SITUACIÓN	ESTADO EMOCIONAL ANTES DE COMER	¿QUÉ ME DIGO A MÍ MISMO?	ESTADO EMOCIONAL DESPUÉS DE COMER	¿QUÉ ME DIGO A MÍ MISMO?

PREGUNTAS PARA REFLEXIONAR

1. ¿Qué emociones predominan cuando aparece el hambre emocional?

2. ¿Cómo te gustaría actuar en esta/s situación/es en lugar de dejarte llevar por el hambre emocional?

3. ¿Qué alternativas se te ocurren?

4. ¿Qué diálogo te gustaría tener contigo mism@?

08

CÓMODAMENTE INCÓMODO

Esta herramienta te invita a autoadministrarte pequeñas dosis de incomodidades semanalmente. ¿Y para qué necesito más situaciones incómodas en mi día a día cuando la vida ya se encarga de proporcionármelas?, te preguntarás. La razón es que aceptar la incomodidad te hace sentir fuerte y libre frente a las tentaciones. El malestar que ocasiona la incomodidad te ayuda a acercarte a tu objetivo porque centra tu atención en actuar para avanzar y no en lo que te molesta. Tanto es así que, al poco tiempo, la molestia desaparece de tu mente.

Con la práctica, reforzarás esta habilidad. Para entrenarte, puedes repetir una misma situación durante la semana o bien escoger autoadministrarte diferentes situaciones «incómodas» a lo largo de la semana.

Por ejemplo: ponerte crema hidratante por la noche aunque te dé pereza; cuando sales de casa por la mañana, llevarte la bolsa del gimnasio a pesar de que vayas todo el día cargad@; ir a correr o a pasear aunque haga frío o calor en la calle, etc.

En las páginas siguientes tienes un ejemplo para ver cómo funciona:

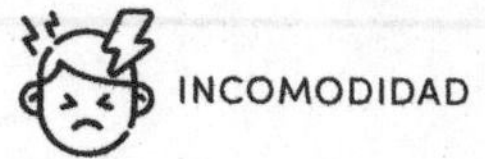 INCOMODIDAD	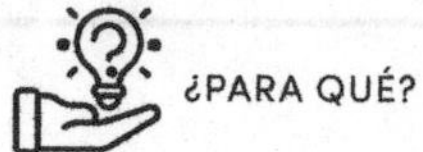 ¿PARA QUÉ?
A pesar de que esté cansad@, me bajaré del bus un par de paradas antes e iré caminando hasta casa	*Para mantenerme activo y conectado con mi objetivo de permanecer en movimiento*
Prepararme el táper por las noches aunque me dé pereza	*Para poder comer sano y seguir el plan alimentario establecido*
Al llegar a casa, hacer 10 minutos de meditación, aunque solo me apetezca tirarme en el sofá	*Para mantener la mente sana y poder responder en lugar de reaccionar*
Los sábados por la mañana, salir a correr 5 kilómetros aunque llueva	*Para sentirme bien conmigo mism@ y estar en forma*

PREGUNTAS PARA REFLEXIONAR

1. ¿Cómo te sientes después de entrenarte en la habilidad de aceptar la incomodidad voluntariamente?

· Aunque son cosas que al principio no te apetece hacer, si superas ese momento y las haces, después te sientes mucho mejor y más satisfech@ de ti mism@ porque te estás cuidando. Genial.

2. ¿De qué te ha servido el entrenamiento de la incomodidad?

· *Para saber que, aunque hacer según qué cosas dé mucha pereza y suponga un esfuerzo, la satisfacción posterior es mucho mayor.*

3. ¿Qué te ha aportado este ejercicio?

· *Que he de enfocarme en el después, en la satisfacción posterior y no en el momento en que me da pereza.*

INCOMODIDAD	¿PARA QUÉ?

PREGUNTAS PARA REFLEXIONAR

1. ¿Cómo te sientes después de entrenarte en la habilidad de aceptar la incomodidad voluntariamente?

2. ¿De qué te ha servido el entrenamiento de la incomodidad?

....

....

....

....

....

....

....

....

3. ¿Qué te ha aportado este ejercicio?

....

....

....

....

....

....

....

09

CREENCIAS LIMITANTES

Las creencias condicionan nuestra vida, ya sea de una forma positiva o negativa. Tanto si nos refuerza como si nos limita, una creencia hace que te sientas y actúes de una forma determinada. Es como si te pusieras unas gafas que te hacen ver la realidad desde una perspectiva concreta, de acuerdo a ese marco mental.

Con esta herramienta queremos ayudarte a tomar conciencia de hasta qué punto te identificas con determinadas creencias y cómo te pueden estar condicionando. Si sospechas que alguna de ellas te está limitando, es importante que sepas que puedes elegir actuar en la dirección opuesta, si de esa forma te acercas a la vida que quieres.

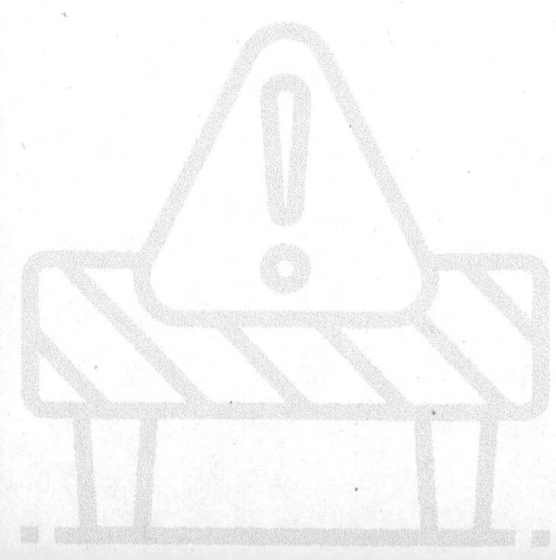

Valora del 0 al 10 tu nivel de identificación con cada una de estas afirmaciones (0 = no me identifico nada; 10 = me identifico totalmente).

CREENCIA LIMITANTE	PUNTUACIÓN
Si me muestro tal como soy, me vuelvo vulnerable.	8
Yo soy así, no puedo cambiar.	6
Me considero una persona poco interesante.	5
Los otros son mejores que yo, pueden superar los obstáculos con más facilidad.	7
No soy capaz de conseguir mis objetivos en el plazo que me propongo.	7
He de ser el/la mejor de tod@s.	5
Si delego, las cosas no saldrán bien y estarán fuera de mi control.	8
Si quiero que una tarea salga bien, la tengo que hacer yo mism@.	5
Si muestro mis verdaderos sentimientos, los otros emiten juicios en contra.	5
Si cambio, los otros no lo entenderán.	5
Tengo que contar con la aprobación de las personas importantes de mi vida.	7
Cuanto más agradable sea, mejor se comportarán los demás conmigo.	6
Cuando me piden que haga algo por alguien, me cuesta decir NO.	8

Valora del 0 al 10 tu nivel de identificación con cada una de estas afirmaciones (0 = no me identifico nada; 10 = me identifico totalmente).

CREENCIA LIMITANTE	PUNTUACIÓN

1. Revisa las frases cuya puntuación sea igual o superior a 7, reflexiona acerca de qué manera te están limitando y aporta algún ejemplo concreto de una experiencia personal en la que esa creencia te haya limitado.

· *La creencia «Si me muestro tal como soy, me vuelvo vulnerable» me limita porque me convierte en una persona poco natural y espontánea, por lo que me cuesta relacionarme con los demás y no disfruto de las relaciones sociales. Concretamente, el otro día participé en un grupo de trabajo y, por miedo a que me juzgaran, no me mostré tal y como soy y perdí la oportunidad de entablar una mejor relación con los colegas asistentes.*

2. Redacta de nuevo la frase introduciendo algún matiz que te permita convertirla en menos limitante. Por ejemplo: «No siempre que me muestre como soy, los demás lo utilizarán para atacarme» o «Puedo mostrarme como soy con las personas de mi entorno más cercano, y eso no me hace vulnerable».

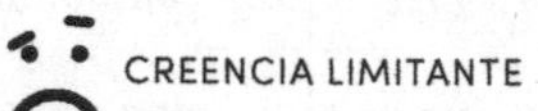
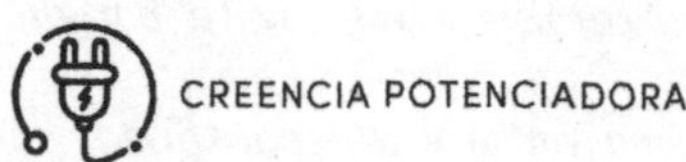

CREENCIA LIMITANTE	CREENCIA POTENCIADORA
Los otros son mejores que yo, pueden superar los obstáculos con más facilidad.	*Estoy convencid@ de que, a partir de ahora, contaré con recursos para solventar los obstáculos igual que los demás.*
No soy capaz de conseguir mis objetivos en el plazo que me propongo.	*Voy a marcarme objetivos más realistas para poder alcanzarlos en el plazo que me haya propuesto.*
Tengo que contar con la aprobación de las personas importantes de mi vida.	*Aunque escucharé lo que me digan las personas importantes de mi vida, no siempre les haré caso.*
Cuando me piden que haga algo por alguien, me cuesta decir NO.	*Voy a empezar a decir NO cuando lo que me pidan implique que deje de hacer cosas para mí.*

1. Revisa las frases cuya puntuación sea igual o superior a 7, reflexiona acerca de qué manera te están limitando y aporta algún ejemplo concreto de una experiencia personal en la que esa creencia te haya limitado.

2. Redacta de nuevo la frase introduciendo algún matiz que te permita convertirla en menos limitante. Por ejemplo: «No siempre que me muestre como soy, los demás lo utilizarán para atacarme» o «Puedo mostrarme como soy con las personas de mi entorno más cercano, y eso no me hace vulnerable».

CREENCIA LIMITANTE	CREENCIA POTENCIADORA

10

CUESTIONANDO CREENCIAS

Las creencias no son verdades absolutas, por lo que son modificables.

Si nos las cuestionamos, podemos transformarlas de manera que, en lugar de limitarnos, nos potencien. Para ello, hemos de identificar qué costes implica la creencia que nos limita y qué beneficios aporta la nueva creencia potenciadora.

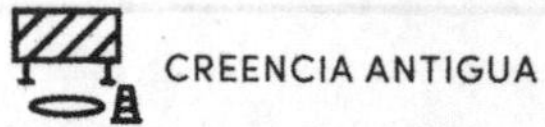 CREENCIA ANTIGUA	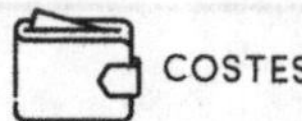 COSTES
No tengo tiempo para cocinar.	· *Como poco sano.* · *Me voy a dormir con malestar porque a veces, para cenar, compro precocinados o pido que me traigan comida a casa y me sienta mal.* · *Después de comer, me cuesta activarme en el trabajo porque de lunes a viernes como de menú y es demasiada cantidad.* · *Como desayuno en el bar, como rápido cualquier cosa aunque no sea la opción más saludable.*

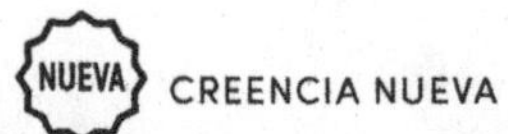 CREENCIA NUEVA	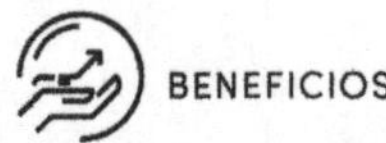 BENEFICIOS
Aunque tengo poco tiempo, puedo optimizarlo y organizarme para cocinar.	· *Descanso mejor porque la digestión es más ligera.* · *Desayuno más sano, porque el bocadillo es de pan integral y más pequeño.* · *Ahorro dinero en la compra semanal, porque no pido tanta comida para llevar.*

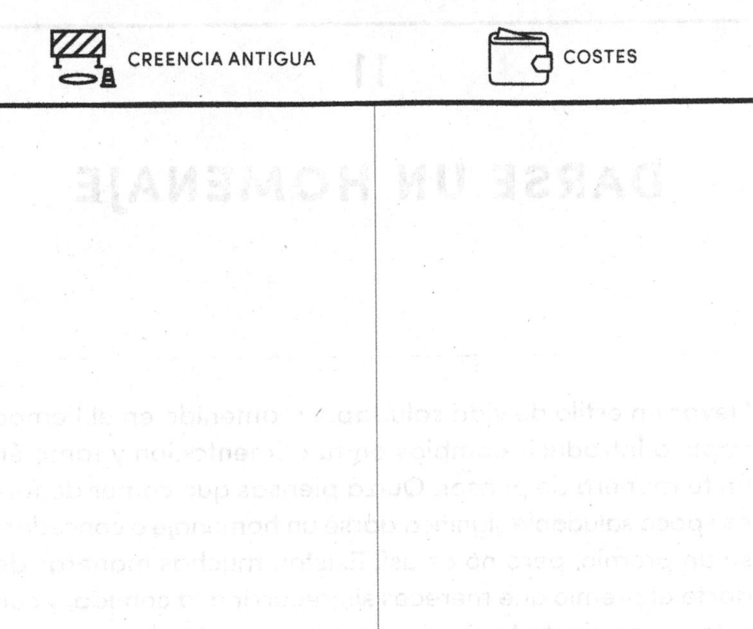
CREENCIA ANTIGUA
COSTES

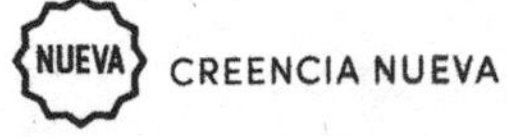
NUEVA
CREENCIA NUEVA

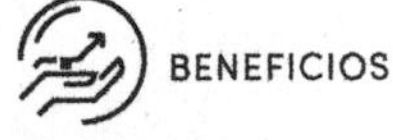
BENEFICIOS

11

DARSE UN HOMENAJE

Llevar un estilo de vida saludable mantenido en el tiempo implica introducir cambios en tu alimentación y también en tu manera de pensar. Quizá piensas que comer de forma poco saludable significa darse un homenaje o concederse un premio, pero no es así. Existen muchas maneras de darte el premio que mereces sin recurrir a la comida, y con esta herramienta te ayudaremos a encontrarlas.

Para empezar, responde a las siguientes preguntas:

1. ¿Qué es para ti darse un homenaje?

· *Es una manera de recompensarme por haber tenido un mal día o de darme un premio por haber logrado algo.*

2. ¿De qué manera te homenajeas?

· *Lo más habitual es que recurra a la comida, sobre todo dulces.*

3. ¿Cuándo crees que te mereces un homenaje?

· *Cuando he tenido muy mal día en el trabajo o con la familia. Y también cuando he cumplido con un propósito, como bajar de peso.*

4. ¿Qué buscas cuando te das un homenaje? ¿Para qué lo haces?

· *Una recompensa o relajación si he tenido un mal día. O un premio si he logrado hacer algo muy bien.*

5. Después de darte un homenaje, ¿cómo te sientes?

· *Depende de lo que haya hecho. Si me he pasado comiendo, me siento mal y culpable. Pero si solo me he permitido un pequeño placer, no siento culpa.*

Para empezar, responde a las siguientes preguntas:

1. ¿Qué es para ti darse un homenaje?

....

....

2. ¿De qué manera te homenajeas?

....

3. ¿Cuándo crees que te mereces un homenaje?

....

....

....

4. ¿Qué buscas cuando te das un homenaje? ¿Para qué lo haces?

....

....

5. Después de darte un homenaje, ¿cómo te sientes?

....

....

....

¿EN QUÉ MOMENTO CREES QUE TE MERECES UN HOMENAJE?	¿CÓMO TE HOMENAJEAS?	¿QUÉ ALTERNATIVAS SE TE OCURREN AL MARGEN DE LA ALIMENTACIÓN?
Si he pasado un mal día	*Comiendo algo dulce (galletas, chocolate...)*	*Un baño relajante al llegar a casa*
Si he alcanzado un objetivo (peso)	*Comiendo algo que hace tiempo que no tomo*	*Comprarme ropa de la talla que corresponda a mi nuevo peso*

¿De qué manera te puedes homenajear a través de...?

La vista:

· *Pintar con acuarela. Ver una película, una serie o un documental con calma. Leer una novela...*

El oído:

· *Escuchar música, o el mar. Tener espacios de silencio en casa.*

El tacto:

· *Ir a darme un masaje, ponerme crema, pintarme las uñas. Moldear barro, hacer labores...*

El olfato:

· *Encender velas aromáticas o palitos de incienso.*

¿EN QUÉ MOMENTO CREES QUE TE MERECES UN HOMENAJE?	¿CÓMO TE HOMENAJEAS?	¿QUÉ ALTERNATIVAS SE TE OCURREN AL MARGEN DE LA ALIMENTACIÓN?

¿De qué manera te puedes homenajear a través de...?

La vista:

....

....

El oído:

....

El tacto:

....

....

El olfato:

....

LA CAJA DE LOS HOMENAJES

¿Qué actividad te apasiona mucho y no practicas desde hace tiempo?

· *Me encanta pintar acuarelas. Antes lo hacía a menudo y me relajaba, pero llevo mucho tiempo sin pintar.*

Ahora escribe cada una de las propuestas de la lista de homenajes en una tarjeta e introdúcela en una caja a la que puedes llamar: «la caja de los homenajes». Cada vez que te quieras dar un homenaje, en lugar de recurrir a opciones poco saludables, saca un papel de tu caja y ¡disfruta de tu homenaje!

LA CAJA DE LOS HOMENAJES

¿Qué actividad te apasiona mucho y no practicas desde hace tiempo?

Ahora escribe cada una de las propuestas de la lista de homenajes en una tarjeta e introdúcela en una caja a la que puedes llamar: «la caja de los homenajes». Cada vez que te quieras dar un homenaje, en lugar de recurrir a opciones poco saludables, saca un papel de tu caja y ¡disfruta de tu homenaje!

12

DETECTIVE EN EL SUPERMERCADO

Con esta herramienta aprenderás a hacer elecciones más saludables, al saber cómo interpretar todos los datos que aparecen en una etiqueta nutricional de los productos que encontrarás en el supermercado. Importante, fíjate en el contenido de calorías, grasas, azúcares, proteínas y sal teniendo en cuenta las siguientes anotaciones:

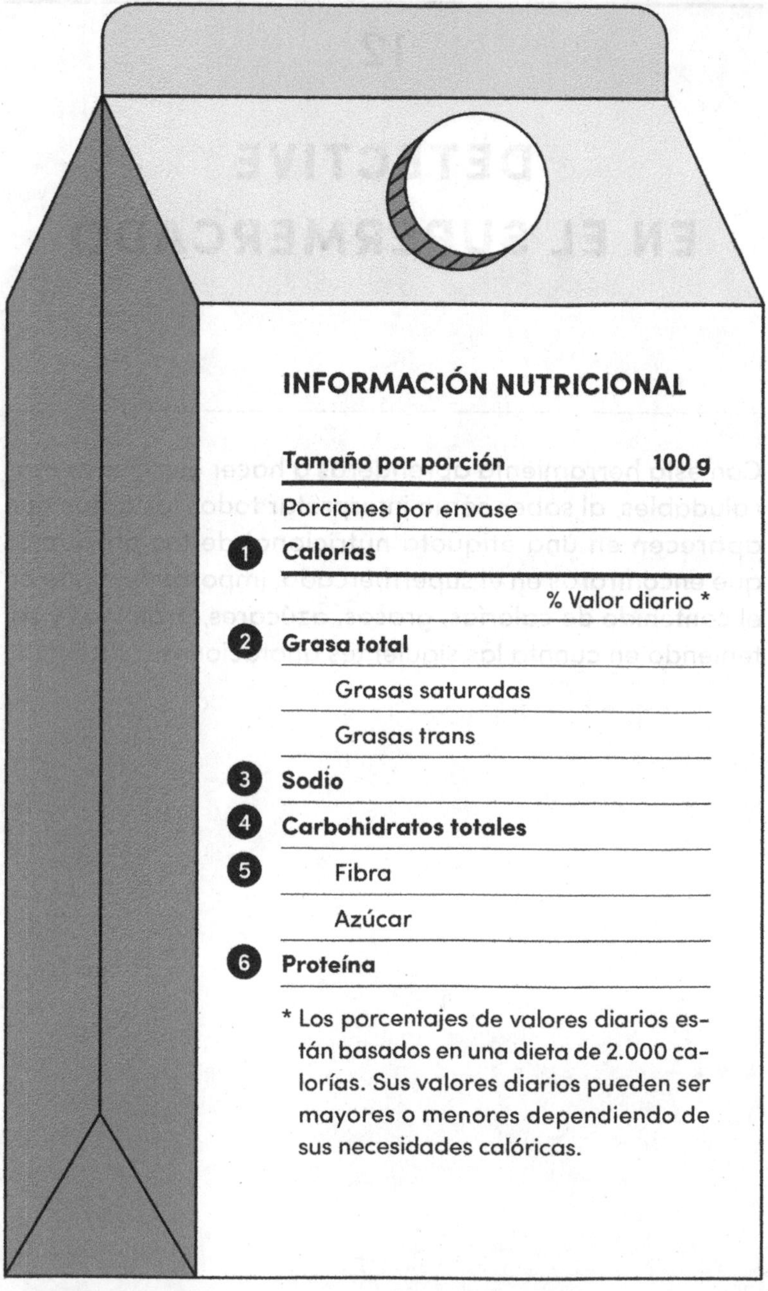
INFORMACIÓN NUTRICIONAL
Tamaño por porción 100 g
Porciones por envase
1 Calorías
% Valor diario *
2 Grasa total
Grasas saturadas
Grasas trans
3 Sodio
4 Carbohidratos totales
5 Fibra
Azúcar
6 Proteína
* Los porcentajes de valores diarios están basados en una dieta de 2.000 calorías. Sus valores diarios pueden ser mayores o menores dependiendo de sus necesidades calóricas.

1 CALORÍAS

Fijarnos en las kcal por ración (cantidad que ingeriremos).

- **Alto en kcal:** el producto tiene > de 200 Kcal por cada 100 g.
- **Alimento bajo en kcal:** cuando no supera las 40 Kcal/100 g en sólidos y 20 kcal/100 ml en líquidos.

2 GRASA

Debemos evitar por completo las grasas trans/hidrogenadas y limitar las grasas saturadas.

- **Alto en grasas:** 20 g de grasa total o >/100 g.
- **Moderado en grasas:** entre 5 y 20 g de grasa/100 g.
- **Bajo en grasas:** cuando tiene < de 3 g/100 gramos sólidos y 1,5 g/100 g en líquidos.

3 SAL

Según la OMS, la ingesta máxima diaria de sal debe ser de 5 g de sal/día

- **Alto en sal:** 1 g de sal o >/100 g o 500 mg de sodio o > por cada 100 g.
- **Se considera bajo** 0,25 g de sal o < por cada 100 g o 100 mg de sodio o < por cada 100 g.

4 CARBOHIDRATOS Y AZÚCAR

El azúcar libre es el que debemos **observar**. Hay muchos productos que no imaginamos que llevan azúcar oculto. Lo podemos encontrar bajo otros nombres, como por ejemplo: los terminados en «osa»: glucosa, sacarosa, fructosa, dextrosa, maltosa u otros como el jarabe de maíz, miel de caña, jugo de maíz, siropes...

- **Alto en azúcar:** 10 g o > de azúcar por cada 100 g.
- **Moderado en azúcar:** entre 2 y 10 g de azúcar por cada 100 g.
- **Bajo en azúcar:** < de 5 g de azúcar/100 g sólidos y 2,5 g/100 g en líquidos.

5 FIBRA

- **Fuente de fibra:** 3 g de fibra/100 g.
- **Alto contenido en fibra:** 6 g de fibra/100 g.

6 PROTEÍNA

- **Fuente de proteínas:** 12% del valor energético del alimento.
- **Alto contenido en proteínas:** 20% del valor energético del alimento.

PREGUNTAS PARA REFLEXIONAR

1. ¿El detective te ha ayudado a introducir cambios en la elección de algún producto?

· *Sí.*

2. ¿Cuál o cuáles?

· *Ahora, cuando vaya al supermercado, en lugar de escoger los productos por lo que pone en la parte delantera, siempre miraré las etiquetas y, sobre todo, comprobaré los ingredientes que contiene para comprobar que sea un producto de calidad.*

PREGUNTAS PARA REFLEXIONAR

1. ¿El detective te ha ayudado a introducir cambios en la elección de algún producto?

2. ¿Cuál o cuáles?

13

ECUACIÓN DE SALUD

Cuando se trata de cuidar de tu salud, hay 4 grandes áreas en las que puedes actuar:

 1. Actividad física.

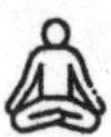 2. Descanso y equilibrio.

 3. Ocio y relaciones sociales.

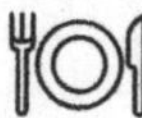 4. Alimentación.

Para ayudarte en tu autocuidado, te proponemos que escojas una opción de cada área de la siguiente tabla:

ACTIVIDAD FÍSICA	DESCANSO Y EQUILIBRIO	OCIO Y RELACIONES SOCIALES	ALIMENTACIÓN
Caminar equis tiempo tantos días por semana	*Procurar tener un sueño reparador*	*Disfrutar de actividades en contacto con la naturaleza*	*Incrementar el consumo de frutas y verduras*
Usar un medio de transporte más saludable	*Evitar usar pantallas antes de ir a dormir*	*Programar actividades sociales con amigos y familia*	*Reducir el consumo de snacks, comida rápida, azúcar...*
Subir escaleras	*Seguir un ritual para acostarse*	*Reservar tiempo solo para un@ mism@*	*Beber agua para mantenerse hidratado*
Hacer estiramientos 2 veces al día en el trabajo	*Conciliar el sueño en la cama y no en el sofá*	*Reducir el uso de pantallas (televisor, móvil, tableta, ordenador...)*	*Planificar la compra y el menú semanal*
Levantarse de la silla cada hora	*Realizar actividades que te induzcan a la calma (baño, lectura, meditación)*	*Salir a pasear, visitar museos, ir al cine...*	*Comer con atención*
Corregir la postura	*Tomar una cena ligera y saludable*	*Pasar tiempo de calidad con los seres queridos*	*Probar una alimento nuevo cada semana*
Ir al gimnasio, salir a correr, nadar...	*Meditar para reducir el estrés*		

ACTIVIDAD FÍSICA	DESCANSO Y EQUILIBRIO	OCIO Y RELACIONES SOCIALES	ALIMENTACIÓN

Concreta las acciones que vas a llevar a cabo en cada una de las áreas escogidas:

1. Actividad física.

· *Subir las escaleras de casa cuando llegue de trabajar.*

2. Descanso y equilibrio.

· *Dejar el teléfono en el salón, en vez de llevarlo a la habitación.*

3. Ocio y relaciones sociales.

· *El fin de semana, reservar un día para ir a la montaña o a la playa.*

4. Alimentación.

· *Añadir una fruta al desayuno para tomar una pieza más al día.*

Concreta las acciones que vas a llevar a cabo en cada una de las áreas escogidas:

1. Actividad física.

....

....

2. Descanso y equilibrio.

....

....

3. Ocio y relaciones sociales.

....

....

....

4. Alimentación.

....

....

Decide cuánto tiempo te propones mantener tu ecuación de salud. Revisa tu ecuación de salud como mínimo cada 15 días e incorpora algún elemento nuevo a tu rutina.

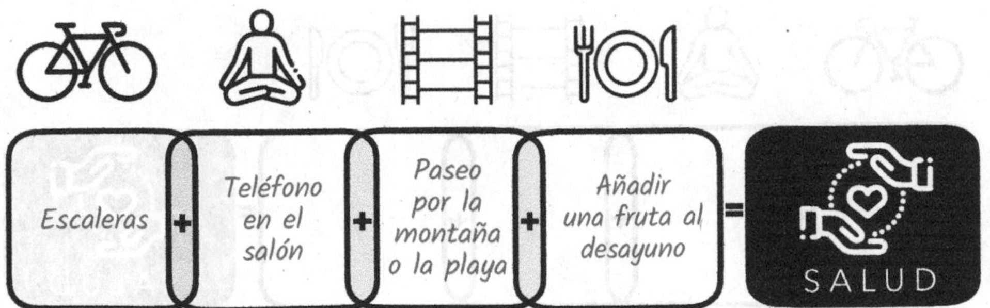

Decide cuánto tiempo te propones mantener tu ecuación de salud. Revisa tu ecuación de salud como mínimo cada 15 días e incorpora algún elemento nuevo a tu rutina.

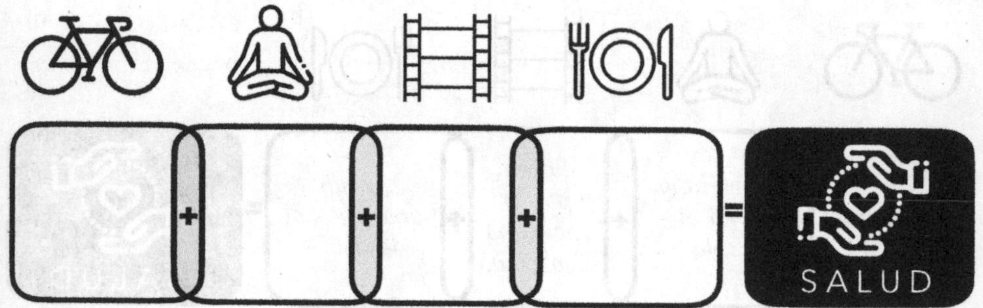

14

EL ÁRBOL DE LOS VALORES

Como el tronco de un árbol que sostiene y conecta las ramas y las hojas que lo definen, nuestros valores nos dan la coherencia y la fuerza para actuar y perseguir la vida que deseamos tener. Conectar con estos valores es vital en cualquier proceso de coaching, pues es lo que te sustentará para lograr tus objetivos, que están en la copa del árbol, donde cada una de las ramas son las acciones que debes hacer para alcanzarlos.

La copa es el objetivo. Las ramas son las acciones que te llevan a tu objetivo. El tronco representa los valores.

En la ilustración que aparece a continuación, anota tu objetivo, las acciones que te permiten alcanzarlo y los valores con los que te conecta.

OBJETIVO

· *Subir las escaleras con agilidad,*
sin llegar arriba con la lengua fuera.

ACCIONES

· *Cada día subir 2 pisos por la escalera*
y el resto en ascensor.

· *Cuando en el trabajo haga una pausa para*
comer, dar 2 vueltas a la manzana.

VALORES

· *Familia: necesito estar ágil para poder seguir el ritmo*
de mis nietos.

· *Libertad: he de ser capaz de ir a cualquier parte*
sin necesidad de escaleras mecánicas ni ascensores.

OBJETIVO

ACCIONES

VALORES

15

EL COLUMPIO DE LA QUEJA

Muchas veces, cuando las cosas nos van mal, nos quedamos estancados en el victimismo, asentados en la cultura de la queja. Por supuesto, tienes todo el derecho del mundo a quejarte de tus circunstancias, del entorno o de lo difícil que lo tienes todo, pero, cuando adoptas esta actitud ante la vida, lo que haces es montarte en lo que nosotros llamamos el «columpio de la queja». Es decir, te subes al columpio y te pasas el rato despotricando sobre todo lo que te va mal. Sin embargo, quizá no te has parado a pensar que, mientras estés subido a ese columpio, nada cambiará.

Si quieres que las cosas cambien, es necesario que te bajes del columpio y empieces a actuar. No esperes a que las soluciones vengan solas.

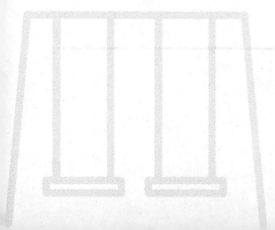

Piensa en esa situación que te preocupa y que te gustaría cambiar. ¿Qué pasa mientras estás subido en el columpio de la queja?

- *Lo que sucede es que lo veo todo negro, sin salida. No me veo capaz de lograr las cosas que me propongo y empiezo a hacerlo todo mal.*

En lugar de quedarte ahí subido, bájate del columpio de la queja y propón 5 cosas que puedas hacer para mejorar tu situación:

- *Cambiar el pensamiento y decirme: «sí puedo».*
- *Desayunar correctamente y evitar la bollería cuando voy a la cafetería.*
- *Ponerme la botella al lado del ordenador para beber agua.*
- *Usar las escaleras en lugar del ascensor.*
- *Tomar frutos secos para merendar, en vez de comprar palitos.*

Piensa en esa situación que te preocupa y que te gustaría cambiar. ¿Qué pasa mientras estás subido en el columpio de la queja?

....

....

....

....

....

....

En lugar de quedarte ahí subido, bájate del columpio de la queja y propón 5 cosas que puedas hacer para mejorar tu situación:

....

....

....

....

....

....

....

....

....

16

EL MONSTRUO DE LA GULA

Hay situaciones en las que no eres capaz de controlar lo que comes. Es una sensación que se apodera de ti y parece que prácticamente no tengas más opciones. Es como si el «monstruo de la gula» se hubiere apoderado de ti. Sin embargo, hay otros momentos en los que esa sensación de descontrol no se produce. Es como si ese monstruo hubiera desaparecido o estuviera completamente dominado. A continuación te proponemos un ejercicio que te ayudará a tomar conciencia de esas situaciones y te dará recursos que puedes utilizar cuando la gula aparezca.

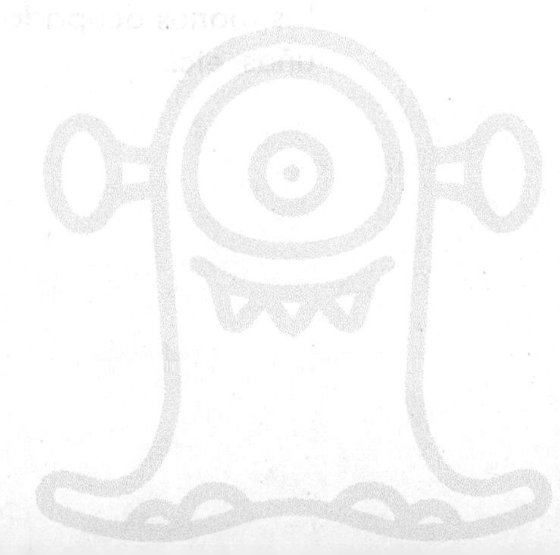

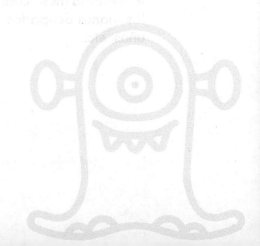

Descripción de la técnica:

1. Dibuja en un papel un monstruo que represente la compulsión por comer. Lo llamaremos «monstruo de la gula». Puedes usar la plantilla del monstruo que te ofrecemos a continuación, si lo prefieres.

2. Una vez dibujado el monstruo de la gula, pregúntate: ¿En qué ocasiones es mayor? ¿Cuándo aparece? ¿Qué lo alimenta? Dibuja unas flechas que salgan del monstruo hacia fuera y al final de cada una escribe los motivos que desencadenan la gula. Por ejemplo, la falta de planificación, el estrés, la visión de ciertos alimentos, etc.

3. Ahora piensa: ¿Cuándo disminuye el monstruo de la gula? ¿Cuándo no aparece? ¿Cómo consigues combatirlo?

   A continuación, dibuja unas flechas que apunten hacia el monstruo y escribe en cada una de ellas aquello que hayas identificado que te ayuda a tener controlado al monstruo de la gula. Por ejemplo, tener la comida preparada, distraerme con otras cosas cuando me entra el hambre compulsiva, levantarme de la mesa cuando acabo mi plato, mantener las manos ocupadas dibujando o pintándome las uñas, etc.

¿ En qué ocasiones aumenta de tamaño?

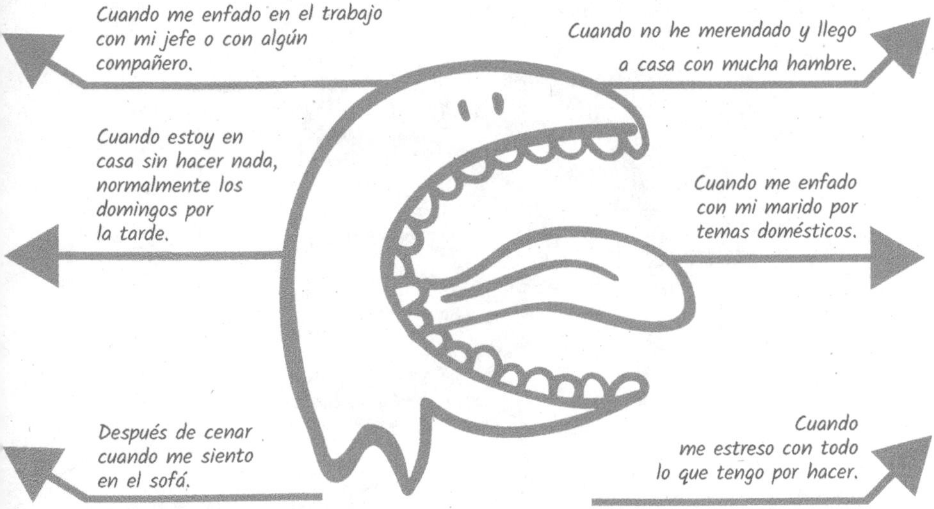

Cuando me enfado en el trabajo con mi jefe o con algún compañero.

Cuando no he merendado y llego a casa con mucha hambre.

Cuando estoy en casa sin hacer nada, normalmente los domingos por la tarde.

Cuando me enfado con mi marido por temas domésticos.

Después de cenar cuando me siento en el sofá.

Cuando me estreso con todo lo que tengo por hacer.

¿Cuándo disminuye?

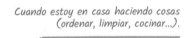

uando tengo todas las cenas rganizadas.

Cuando estoy en casa haciendo cosas (ordenar, limpiar, cocinar...).

uando asisto a las lases dirigidas en el imnasio.

Cuando anímicamente estoy bien y relajada.

uando me llevo la nerienda al despacho.

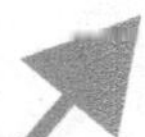

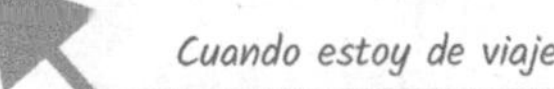

¿ En qué ocasiones aumenta de tamaño?

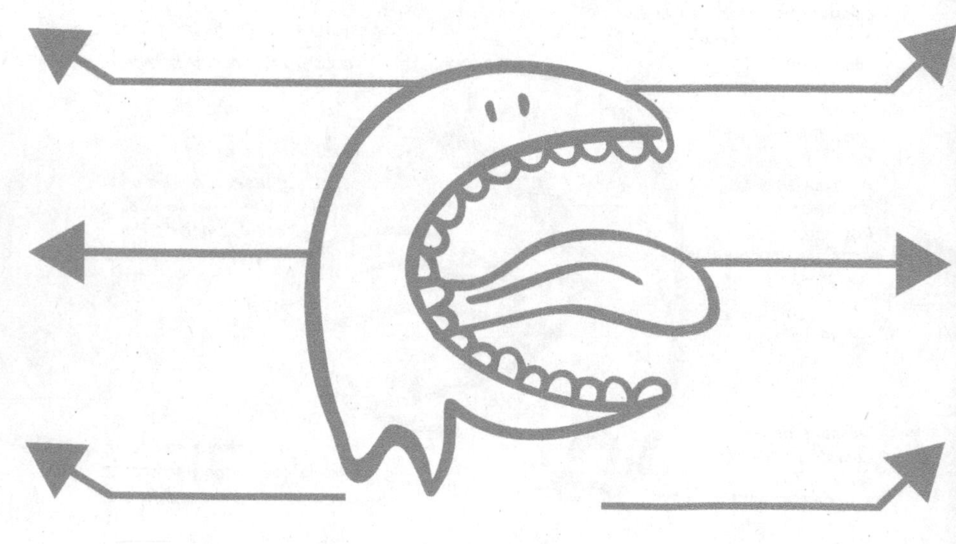

¿Cuándo disminuye?

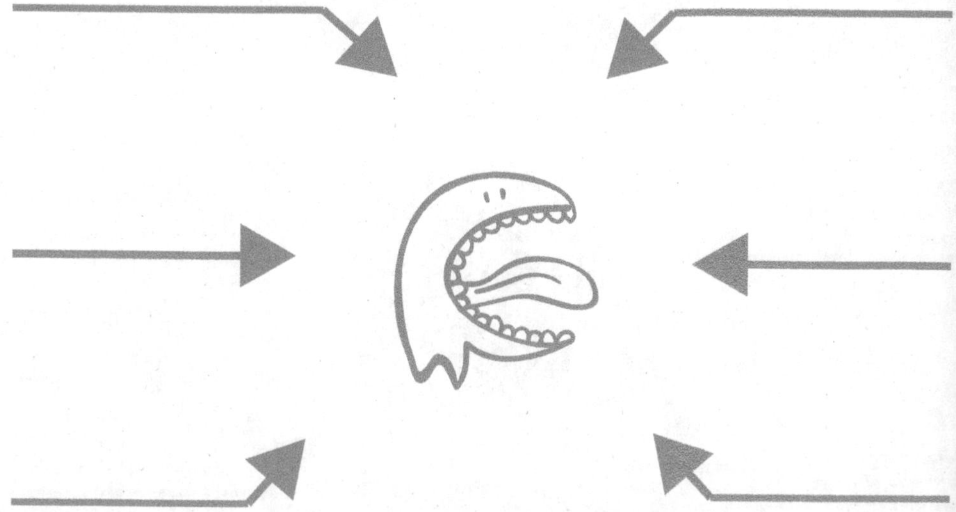

17

EL QUINTO ELEMENTO

Si te comprometes a llevar a cabo cambios específicos, te sentirás más capaz de conseguir aquello que deseas. Te presentamos cuatro elementos presentes en la naturaleza, que hemos vinculado con áreas importantes que definen nuestro estilo de vida: alimentación, hidratación, actividad física y gestión emocional. Comprometerte con estas áreas te permite alcanzar el bienestar.

Fuego
Cambio relacionado con la elección, la preparación (cocciones) y el consumo de alimentos saludables.

Agua
Cambio relacionado con tu hidratación diaria.

Tierra
Cambio relacionado con la actividad física o la práctica de un deporte .

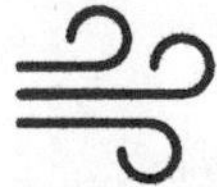

Aire
Cambio asociado a tu estado emocional (estrés, aburrimiento, tristeza...)

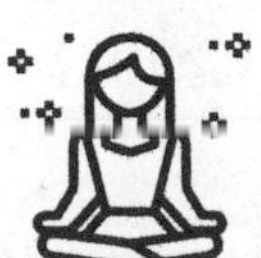

Quinto elemento
Cambio de mentalidad.

Anota en cada elemento un **compromiso** de cambio para propiciar tu bienestar.

Fuego

· *Cocinar más al horno y menos rebozados.*

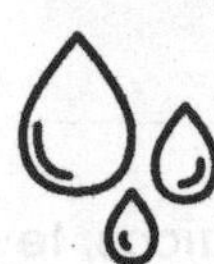

Agua

· *Tomar una infusión después de comer para beber 8 vasos de agua diarios.*

Tierra

· *Los martes ir al gimnasio para hacer ejercicios de fuerza. Pedir al profesor que me los marque.*

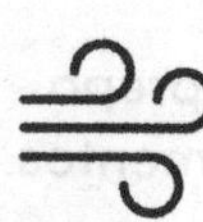

Aire

· *Cuando llegue a casa, hacer 4 respiraciones profundas antes de entrar y dejar todo lo malo del día fuera.*

Y ahora toca abordar el quinto elemento. Anota cómo debes cambiar tu mapa mental para cumplir con más facilidad el resto de los compromisos.

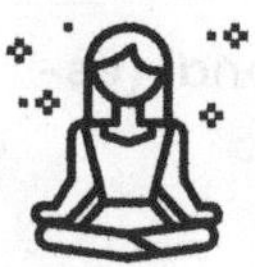

Quinto elemento

· *Ser más cariños@ conmigo y hablarme mejor. Tener un enfoque más positiv@, para ver que puedo lograr todo lo que me proponga.*

Anota en cada elemento un **compromiso** de cambio para propiciar tu bienestar.

Fuego

....

Agua

....

....

Tierra

....

....

Aire

....

....

Y ahora toca abordar el quinto elemento. Anota cómo debes cambiar tu mapa mental para cumplir con más facilidad el resto de los compromisos.

Quinto elemento

....

....

....

18

ESTA ES MI ELECCIÓN

Escribe una tarjeta con el mensaje «Yo elijo…» o cualquier otro que te ayude a gestionar mejor tus elecciones.

Cuando sientas la necesidad de comer de manera compulsiva o sin hambre, lee tu tarjeta de «Yo elijo…» y espera cinco minutos. Pasado ese tiempo, la necesidad de comer disminuye y eres más capaz de gestionar tu elección, o tal vez tu mente se ha distraído con otras actividades y la necesidad ha desaparecido.

YO ELIJO...

· *Comer fruta para la merienda, en lugar de bollería.*

Léela dos veces al día y también cuando aparezca este pensamiento saboteador acerca de tus elecciones alimentarias.

CUANTO MÁS A MENUDO TE DIGAS A TI MISM@ «YO ELIJO TAL», MENOS INTENSA SERÁ LA LUCHA.

YO ELIJO...

....

....

....

....

....

Léela dos veces al día y también cuando aparezca este pensamiento saboteador acerca de tus elecciones alimentarias.

CUANTO MÁS A MENUDO TE DIGAS A TI MISM@ «YO ELIJO TAL», MENOS INTENSA SERÁ LA LUCHA.

19

EXPANDIR LA ONDA

Imagínate un lago de agua estancada. Si tiras una piedra, ¿qué ocurre? Se genera una onda que va expandiéndose desde el centro hacia fuera. Pues bien, lo mismo ocurre con aquello que nos preocupa: si no hacemos nada, siguen ahí, inmóviles, como el agua. Pero si lanzamos piedrecitas al lago, es decir, si nos ocupamos de aquello que depende de nosotros en lugar de preocuparnos sin más, expandimos el círculo de influencia y reducimos el círculo de preocupación.

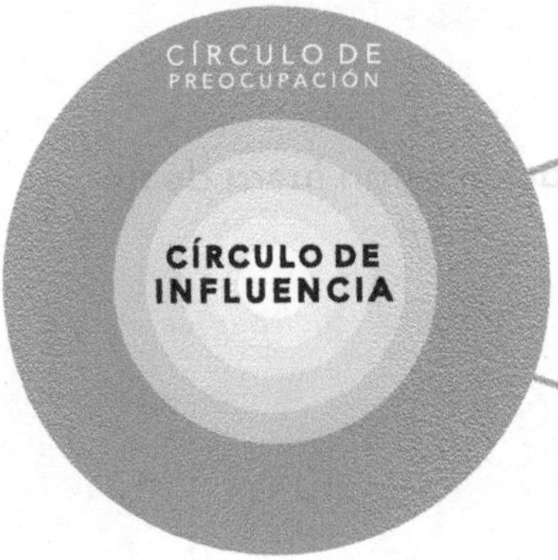

CÍRCULO DE PREOCUPACIÓN

CÍRCULO DE INFLUENCIA

CÍRCULO DE PREOCUPACIÓN

Todo aquello que no podemos cambiar. Cuanto más nos centramos en él, más crece.

CÍRCULO DE INFLUENCIA

Todo aquello en lo que sí podemos influir o incidir con nuestras acciones. Cuanto más nos centramos en él, más se expande la onda del círculo de influencia, y por lo tanto disminuye el círculo de preocupación.

PREGUNTAS PARA REFLEXIONAR

1. ¿Cuál es tu preocupación?

· *Al mediodía nunca como del todo sano porque casi siempre me compro algo en algún restaurante o en algún sitio de comida para llevar. La razón es que, como salgo muy tarde de trabajar y al llegar a casa tengo que hacer otras cosas, cuando acabo me da mucha pereza ponerme a cocinar.*

2. ¿Qué puedes hacer para expandir la onda y disminuir el círculo de preocupación?

· *Podría cocinar los domingos y dejar platos casi listos para solo tener que acabar de prepararlos el día antes.*

3. ¿Qué aspectos de esta preocupación están fuera de tu alcance?

· *Mi horario laboral, ya que no puedo cambiarlo, al igual que el tiempo que destino a los traslados hasta el trabajo.*

PREGUNTAS PARA REFLEXIONAR

1. ¿Cuál es tu preocupación?

2. ¿Qué puedes hacer para expandir la onda y disminuir el círculo de preocupación?

3. ¿Qué aspectos de esta preocupación están fuera de tu alcance?

Dibuja tu propio círculo de influencia dentro del círculo de preocupación antes y después de trabajar esta herramienta.

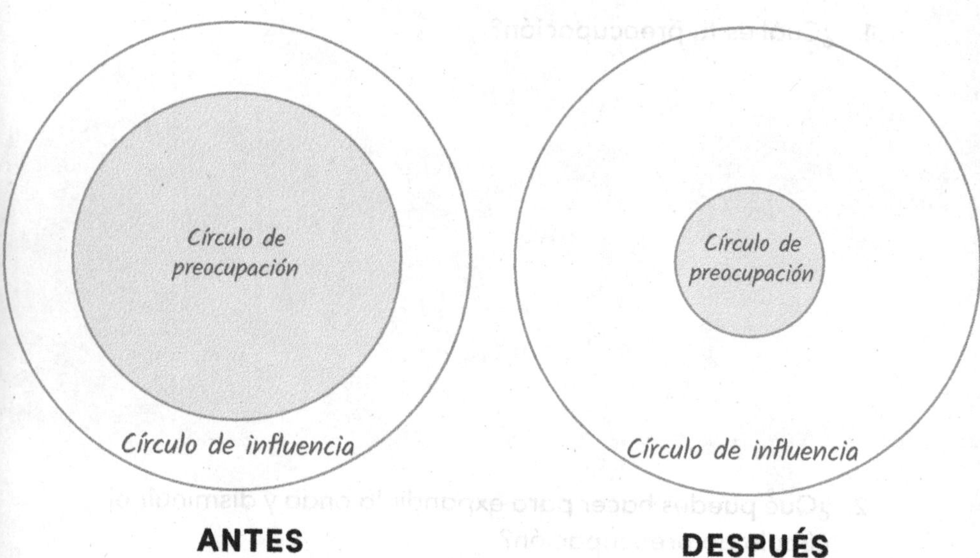

¿En qué te ha ayudado esta herramienta?

· *En decidirme a cocinar los domingos para así ir más tranquil@ entre semana y comer sano.*

Dibuja tu propio círculo de influencia dentro del círculo de preocupación antes y después de trabajar esta herramienta.

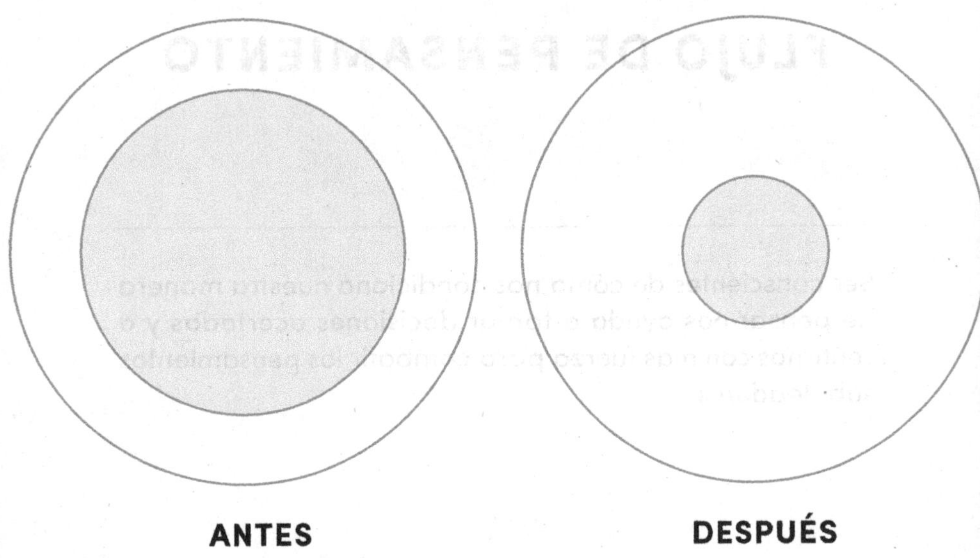

ANTES **DESPUÉS**

¿En qué te ha ayudado esta herramienta?

....

....

....

....

....

....

....

20

FLUJO DE PENSAMIENTO

Ser conscientes de cómo nos condiciona nuestra manera de pensar nos ayuda a tomar decisiones acertadas y a sentirnos con más fuerza para combatir los pensamientos saboteadores.

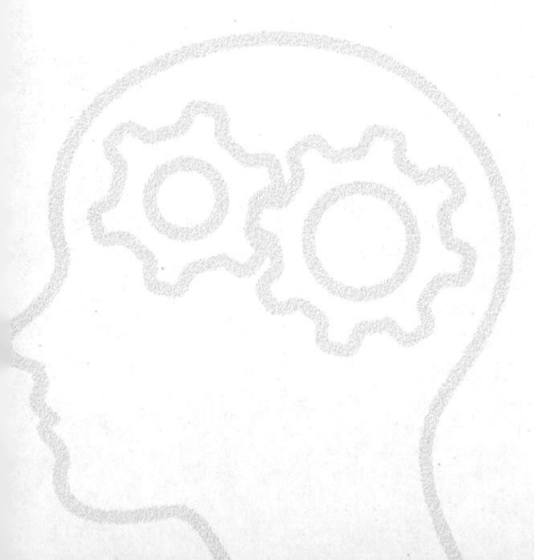

ACTUAL	DESEADO
¿Cómo pienso?	¿Cómo pienso?
Por un día no pasa nada	*Cada día cuenta*
¿Cómo actúo debido a ese pensamiento?	¿Cómo actúo debido a ese pensamiento?
Como en exceso, sobre todo dulces	*Como una ración, sin excederme*
¿Qué resultado obtengo?	¿Qué resultado obtengo?
Malestar físico y emocional por haber cometido un exceso	*Mayor confianza en mí mism@*
¿Cómo me siento?	¿Cómo me siento?
Mal. Frustrado por no saber gestionar bien el tema de las comidas	*Bien. Capaz de gestionar y decidir qué quiero comer y en qué cantidad*

Anota tu nuevo pensamiento:

· *Cada día cuenta.*

ACTUAL	DESEADO
¿Cómo pienso?	¿Cómo pienso?
¿Cómo actúo debido a ese pensamiento?	¿Cómo actúo debido a ese pensamiento?
¿Qué resultado obtengo?	¿Qué resultado obtengo?
¿Cómo me siento?	¿Cómo me siento?

Anota tu nuevo pensamiento:

....

....

....

....

....

....

....

21

HAZLO DIVERTIDO

¡Comer sano es divertido! Que estés cuidando tu peso o mejorando tu alimentación, no implica que tu alimentación sea aburrida y que te suponga un sacrificio.

¿Qué harías para que comer sano te resulte divertido?

IDEAS		CONCRETAR LA IDEA
Cambiar la posición en la que os sentáis normalmente a la mesa.	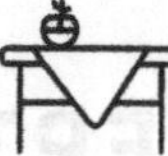	*Los martes me pondré donde se suele sentar mi hijo, adoptaré su postura y lo imitaré.*
Probar restaurantes nuevos.	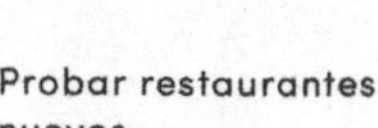 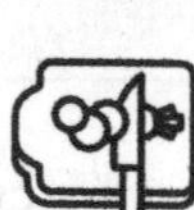	*El próximo viernes, mi marido y yo iremos a probar un restaurante vegetariano que hay en el barrio.*
Crear un ritual para justo antes de sentaros a la mesa.	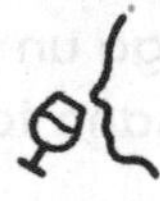	
Incorporar juegos en la mesa (adivinar ingredientes, a qué huele una comida...).		*Pondré un ingrediente secreto en la crema de calabaza para ver si en casa adivinan qué es.*
Variar las presentaciones de los platos.	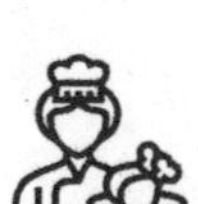	*Usaré moldes distintos (redondo, con forma de corazón...) para servir la cena.*
Rotar el chef un día a la semana.		
Montar noches temáticas de distintos países (Japón, México...).	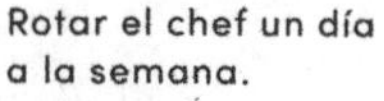 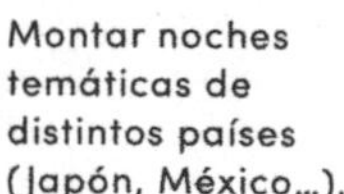 	*Este viernes organizaremos en casa cena americana a base de hamburguesas vegetales con pan integral y verduras.*
Probar alimentos nuevos.		*Me comprometo a probar la quinoa un día de esta semana. La cocinaré con verduras salteadas y salsa de soja.*

IDEAS	CONCRETAR LA IDEA
Cambiar la posición en la que os sentáis normalmente a la mesa.	
Probar restaurantes nuevos.	
Crear un ritual para justo antes de sentaros a la mesa.	
Incorporar juegos en la mesa (adivinar ingredientes, a qué huele una comida...).	
Variar las presentaciones de los platos.	
Rotar el chef un día a la semana.	
Montar noches temáticas de distintos países (Japón, México...). 	
Probar alimentos nuevos. 	

22

HERRAMIENTA DEL TIEMPO

Muchas veces te subes al columpio de la queja o inventas excusas del tipo «No tengo tiempo» sin reflexionar objetivamente en qué gastas tu tiempo y de qué manera lo gestionas. Esta herramienta sirve para tomar conciencia de en qué inviertes tu tiempo, con el fin de mejorar su gestión. Sirve, además, para conectar con tus valores (amor, familia, amistad...), con tus emociones y con lo que es importante para ti.

Observa el vaso lleno de canicas que aparece a continuación y distribúyelas en los diferentes vasos (familia, amigos, pareja...) teniendo en cuenta que las canicas representan el tiempo que pasas con cada uno.

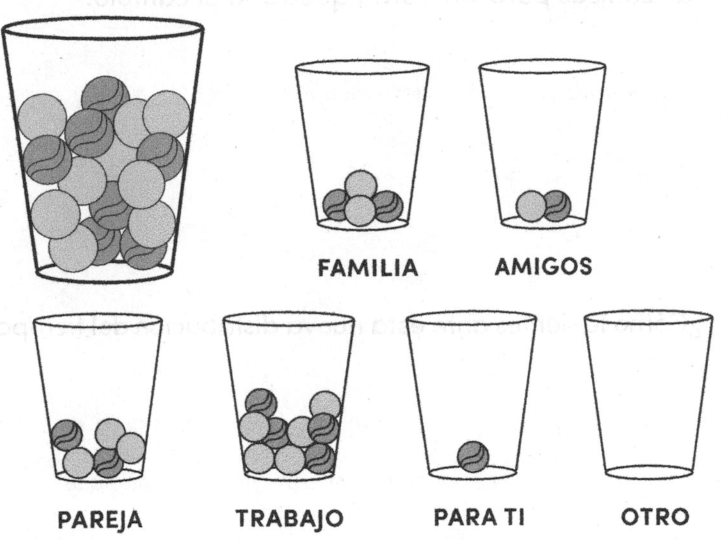

PREGUNTAS PARA REFLEXIONAR

1. ¿Cómo te sientes al ver tu distribución del tiempo?

· *Sorprendid@, porque me he dado cuenta de que no destino tiempo suficiente a lo que quiero y a lo que realmente me importa y que destino mucho tiempo al trabajo.*

2. ¿Te gustaría cambiar algo? Si la respuesta es sí, mueve las canicas para ver cómo quedaría el cambio.

· *Sí. Pasaría alguna canica del trabajo al vasito de tiempo para mí y al de pareja.*

3. ¿Cómo te sientes ante esta nueva distribución del tiempo?

· *Conforme, porque es más acorde con lo que realmente quiero en mi vida, ya que, de la otra manera, me dedicaba poco tiempo y eso a la larga me pasa factura.*

4. ¿Qué podrías hacer para trasladar ese cambio a la realidad?

· *Cumplir con mi horario laboral y no trabajar más horas de la cuenta, exceptuando las urgencias reales.*

· *Reservar un día de la semana para dedicarme tiempo a mí, tal vez el sábado por mañana.*

· *Quedar con los amigos entre semana después del trabajo, para salir de la rutina; por ejemplo, los jueves.*

5. ¿Qué harás a partir de ahora?

· *Comprometerme a introducir estos cambios y ponerme manos a la obra.*

6. ¿Para qué te ha servido esta herramienta?

· *Para ser consciente de cómo distribuyo mi tiempo. Es muy importante parar y reflexionar, para reajustar la distribución del tiempo a lo que uno quiere.*

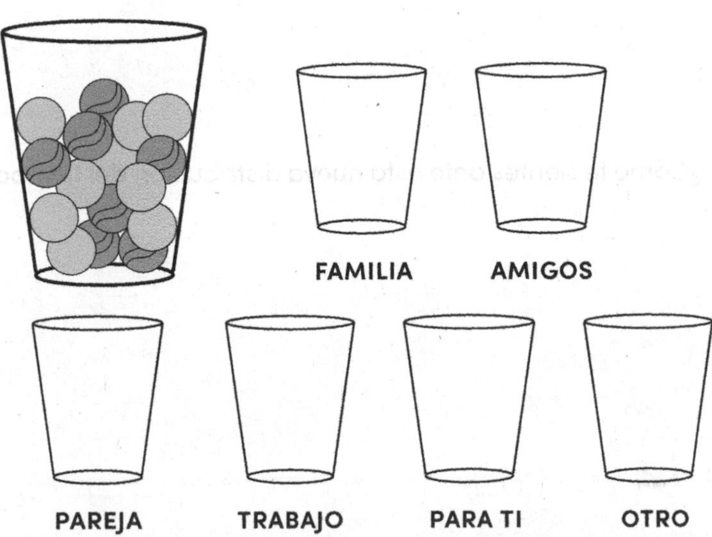

PREGUNTAS PARA REFLEXIONAR

1. ¿Cómo te sientes al ver tu distribución del tiempo?

2. ¿Te gustaría cambiar algo? Si la respuesta es sí, mueve las canicas para ver cómo quedaría el cambio.

3. ¿Cómo te sientes ante esta nueva distribución del tiempo?

4. ¿Qué podrías hacer para trasladar ese cambio a la realidad?

5. ¿Qué harás a partir de ahora?

6. ¿Para qué te ha servido esta herramienta?

23

IDENTIFICAR HÁBITOS NO SALUDABLES

Anota los hábitos no saludables que tenías o todavía tienes en la columna de la izquierda, y alternativas saludables para modificar estos hábitos en la de la derecha. Por ejemplo, como hábitos no saludables: tomar café en exceso, saltarme el desayuno, picotear lo primero que encuentro o lo que me apetece, comer rápido, no tomar fruta, comer bollería por la noche... Y como alternativas saludables: tomar infusiones en lugar de café, planificar las comidas, comer 2 piezas de fruta al día, tomar un yogur por la noche...

HÁBITO NO SALUDABLE	HÁBITO SALUDABLE	¿CÓMO TE ACORDARÁS?
Echar 2 sobres de azúcar en el café	*Reducir el azúcar del café a medio sobre*	*Cuando pida un café, decir que solo me pongan un sobre de azúcar*
Comprar palitos de pan en la máquina de vending a media mañana	*Traerme la fruta y los frutos secos de casa*	*Cada lunes, llevarme tentempiés para toda la semana*
Beber refrescos en la comida	*Beber agua en la comida*	*Tener la jarra de agua visible en la cocina*

HÁBITO NO SALUDABLE	HÁBITO SALUDABLE	¿CÓMO TE ACORDARÁS?

24

LA BALANZA

Introducir cambios en la alimentación implica hacer concesiones, dejar de comer y renunciar a cosas que te gustan o a tus hábitos alimentarios, por lo que a veces surgen dudas sobre si cambiar o no cambiar, o incluso sobre si intentarlo o no. Esta herramienta te permitirá explorar esas ventajas y desventajas para ayudarte a decidir y a elegir con convicción.

Reflexiona acerca de las diferentes opciones que te plantea la siguiente tabla y rellénala concretando al máximo tus respuestas.

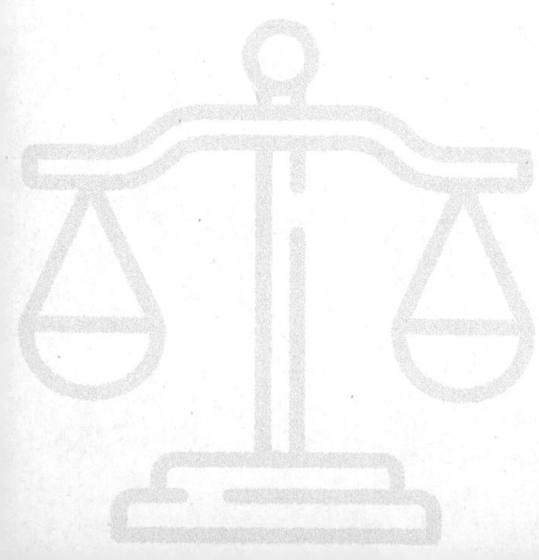

La decisión que estoy tomando es si cambiar o no cambiar acerca de...

· *Retomar las clases dirigidas del gimnasio a mediodía.*

VALORACIÓN	NO CAMBIAR NADA	INTRODUCIR CAMBIOS
A favor	· *Proporciona más tiempo para otras cosas.* · *Permite comer en casa y no en el trabajo.*	· *Mejora el descanso.* · *Ayuda a desconectar.* · *Contribuye a bajar de peso.* · *Conlleva ver gente del gimnasio que hace tiempo que no veo.* · *Hace que uno se sienta más fuerte y tonificado.* · *Aporta seguridad.*
En contra	· *Produce una sensación de deterioro a nivel físico y de falta de energía.* · *Influye negativamente en el descanso.* · *Favorece que el cuerpo se sienta dolorido por falta de movimiento.*	· *Resta tiempo que se podría emplear en algo más productivo.* · *Exige esfuerzo.*

La decisión que estoy tomando es si cambiar o no cambiar acerca de...

....

VALORACIÓN	NO CAMBIAR NADA	INTRODUCIR CAMBIOS
A favor		
En contra		

PREGUNTAS PARA REFLEXIONAR

1. Hay buenas razones para actuar como lo estás haciendo ahora. Por ejemplo, implica menos esfuerzo mantener las cosas tal y como están. Así pues, ¿en qué te beneficiaría no introducir ningún cambio en tu alimentación y estilo de vida? Concreta al máximo tu respuesta.

· Tendría más tiempo para hacer otras cosas y además podría comer en casa en lugar de en el trabajo. Es mucho más cómodo.

2. Sin embargo, si no introduces ningún cambio y sigues haciendo lo mismo que hasta ahora, ¿qué pasará a largo plazo? ¿Cómo afectará eso a tu vida?

· Me encontraré mal físicamente, tendré menos energía y acabaré el día agotado.

3. A lo mejor, para introducir los cambios que deseas, has visto que tienes que salvar ciertos obstáculos o inconvenientes. ¿Cuáles?

· El esfuerzo que implica hacer este cambio y la falta de tiempo para hacer otras cosas que me gustan.

4. **Si vas incorporando cambios en tu alimentación y estilo de vida, ¿qué beneficios crees que obtendrás, cómo influirán en las personas que te importan y cómo afectarán a lo que valoras en tu vida?**

· *Descansaré mucho mejor y me resultará más fácil desconectar de lo que haya pasado durante el día. Y claro, también me servirá para bajar de peso.*

5. **¿Te ha ayudado esta herramienta a tomar una decisión en una dirección o en otra? ¿Qué decisión has tomado?**

· *Sí. Veo que volver al gimnasio me supone un esfuerzo, pero este esfuerzo me aporta unos beneficios que me interesan mucho, así que el martes retomaré la rutina de asistir. Me he propuesto ir 2 días a spinning (martes y jueves) y un día a natación.*

PREGUNTAS PARA REFLEXIONAR

1. Hay buenas razones para actuar como lo estás haciendo ahora. Por ejemplo, implica menos esfuerzo mantener las cosas tal y como están. Así pues, ¿en qué te beneficiaría no introducir ningún cambio en tu alimentación y estilo de vida? Concreta al máximo tu respuesta.

....

....

....

2. Sin embargo, si no introduces ningún cambio y sigues haciendo lo mismo que hasta ahora, ¿qué pasará a largo plazo? ¿Cómo afectará eso a tu vida?

....

....

....

3. A lo mejor, para introducir los cambios que deseas, has visto que tienes que salvar ciertos obstáculos o inconvenientes. ¿Cuáles?

....

....

....

4. Si vas incorporando cambios en tu alimentación y estilo de vida, ¿qué beneficios crees que obtendrás, cómo influirán en las personas que te importan y cómo afectarán a lo que valoras en tu vida?

....

....

....

....

....

....

....

5. ¿Te ha ayudado esta herramienta a tomar una decisión en una dirección o en otra? ¿Qué decisión has tomado?

....

....

....

....

....

....

....

....

25

LA BARCA DE LAS ACCIONES

Para lograr un objetivo concreto necesitas actuar. Sin embargo, unas acciones te acercan a tu objetivo y otras te alejan, por lo que tus decisiones no siempre son acertadas. A lo largo del día, se te presentan múltiples ocasiones para tomar una decisión u otra; es como si estuvieras en un puerto y decidieras subirte a una barca que te acerca a tu objetivo o subirte a una barca que te aleja del mismo.

Indica qué acciones encontrarías en la barca que te acerca a tu objetivo y en la que te aleja de tu objetivo.

ACCIONES QUE ME ACERCAN	ACCIONES QUE ME ALEJAN
Planificar las comidas que me llevo al trabajo	*Comprar la comida en el restaurante de debajo del trabajo*
Practicar mindfulness a diario	*Comprar comida preparada en el supermercado*
Cuando voy a comprar, ceñirme a la lista de la compra	*Anteponer las tareas de la casa a mi descanso*
No comprar ciertos alimentos en el supermercado 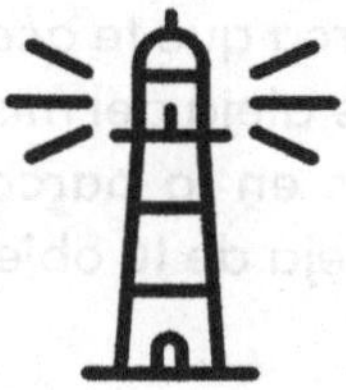	*Improvisar cuando voy a comprar al supermercado* 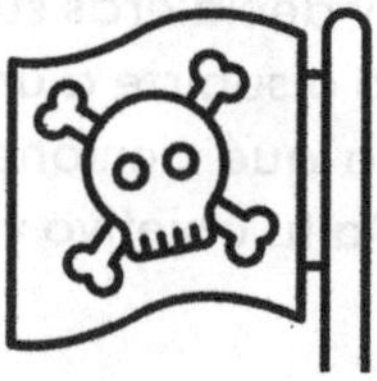

ACCIONES QUE ME ACERCAN	ACCIONES QUE ME ALEJAN

Durante una semana, anota cada día qué barca has escogido.

	ACCIONES QUE ME ACERCAN
Lunes	*Meditación por la mañana*
Martes	*Llevarme el táper al despacho*
Miércoles	*Llevarme el táper al despacho*
Jueves	*Meditación por la tarde*
Viernes	*No comprar merienda en la panadería*
Sábado	*Hacer la compra según la lista*
Domingo	*Planificar la semana*

	ACCIONES QUE ME ALEJAN
Lunes	*No llevarme la comida preparada*
Martes	*Ninguna*
Miércoles	*No reservar un tiempo para mí*
Jueves	*Comprar el almuerzo en el súper*
Viernes	*No reservar un tiempo para mí*
Sábado	*Comprar comida poco saludable en el súper*
Domingo	*No tomarme mi tiempo para estar a solas*

Como ves, llevar un registro de las acciones, es decir, «monitorizarte», es clave para alcanzar tus objetivos.

Durante una semana, anota cada día qué barca has escogido.

ACCIONES QUE ME ACERCAN	
Lunes	
Martes	
Miércoles	
Jueves	
Viernes	
Sábado	
Domingo	

ACCIONES QUE ME ALEJAN	
Lunes	
Martes	
Miércoles	
Jueves	
Viernes	
Sábado	
Domingo	

Como ves, llevar un registro de las acciones, es decir, «monitorizarte», es clave para alcanzar tus objetivos.

PREGUNTAS PARA REFLEXIONAR

1. ¿Qué acciones favorecen que la barca navegue con más seguridad?

· *La planificación, sobre todo.*

2. En la barca que te ha alejado de tu objetivo, ¿qué has aprendido?

· *Que aunque parece divertido subirse a esa barca, no es tan agradable estar en ella.*

PREGUNTAS PARA REFLEXIONAR

1. ¿Qué acciones favorecen que la barca navegue con más seguridad?

....

....

....

....

....

....

....

2. En la barca que te ha alejado de tu objetivo, ¿qué has aprendido?

....

....

....

....

....

....

....

....

26

LA LÁMPARA MÁGICA

Aquí tienes

LA LÁMPARA MÁGICA

Tan solo tienes que pensar lo que deseas y pedírselo.

Haz una lista de tus deseos relacionados con la alimentación y el estilo de vida:

- *Tener una figura delgada.*
- *No picar cuando llego a casa por las tardes.*
- *Salir a correr sin cansarme a los cinco minutos.*
- *Comer sano cuando voy a un restaurante.*

Ahora vamos a convertir los deseos de la lista en objetivos.

El objetivo debe ser: Positivo - Realista - Acordado - Medible - Personal - Específico

- *A finales de mayo podré ponerme los tejanos negros.*
- *Por las tardes merendaré un yogur con fruta y cinco frutos secos, y lo haré a consciencia, para sentirme saciada cuando llegue a casa.*
- *Saldré a correr 2 días a la semana (martes y jueves) de 20 a 20.30 h, en intervalos de 3 minutos corriendo y 3 caminando.*
- *Cuando vaya a un restaurante, evitaré pedir postres y optaré por tomar un café o una infusión.*

Haz una lista de tus deseos relacionados con la alimentación y el estilo de vida:

....

....

....

....

Ahora vamos a convertir los deseos de la lista en objetivos.

El objetivo debe ser: Positivo - Realista - Acordado - Medible - Personal - Específico

....

....

....

....

....

....

....

....

27

LA RUEDA DE LA ALIMENTACIÓN

Las 10 partes de la Rueda de la Alimentación® representan los 10 aspectos que influyen en tus probabilidades de éxito a la hora de seguir un plan nutricional. Reflexiona sobre las diferentes áreas y luego puntúate del 0 al 10 en cada una teniendo en cuenta que el 0 significa que no tienes nada controlado o que no estás satisfech@ con cómo llevas ese aspecto y el 10 que lo tienes totalmente controlado o que estás totalmente satisfech@ con tu comportamiento en esa área.

ITEM	DESCRIPCIÓN	PUNTUACIÓN
Imagen	Estás a gusto con tu imagen, cuidas tu aspecto físico, te miras en el espejo.	5
Comer entre horas	No sueles picar entre horas. Si picas algo, te limitas a elegir alimentos pautados.	7
Raciones	Comes la cantidad adecuada, sabes decir basta si te sirven raciones demasiado abundantes y no repites.	5
Planificación	Planificas tus menús, elaboras listas de la compra para que no te falten alimentos, te ciñes a la lista cuando vas a comprar, programas la preparación de las comidas, tienes en cuenta eventos extraordinarios.	6
Ejercicio físico	Practicas ejercicio físico con regularidad.	7
Pauta nutricional	Tu pauta nutricional es equilibrada y variada. Te gusta y no te cuesta seguirla.	8
Comida emocional	No recurres a la comida como bálsamo y homenaje cuando te sientes mal, estresad@, deprimid@, nervios@, content@..., sino que tienes otros recursos para combatir las emociones negativas o celebrar las positivas.	5
Hidratación	Te mantienes bien hidratad@ a lo largo del día. Sueles beber agua, infusiones, tés, caldos...	6
Descanso	Tu descanso es suficiente en cantidad y calidad. Es un descanso reparador.	4
Entorno	Todo lo que te rodea te ayuda a seguir tu plan nutricional: las personas, el entorno material, tu hogar y tu lugar de trabajo. Evitas cualquier elemento saboteador.	4

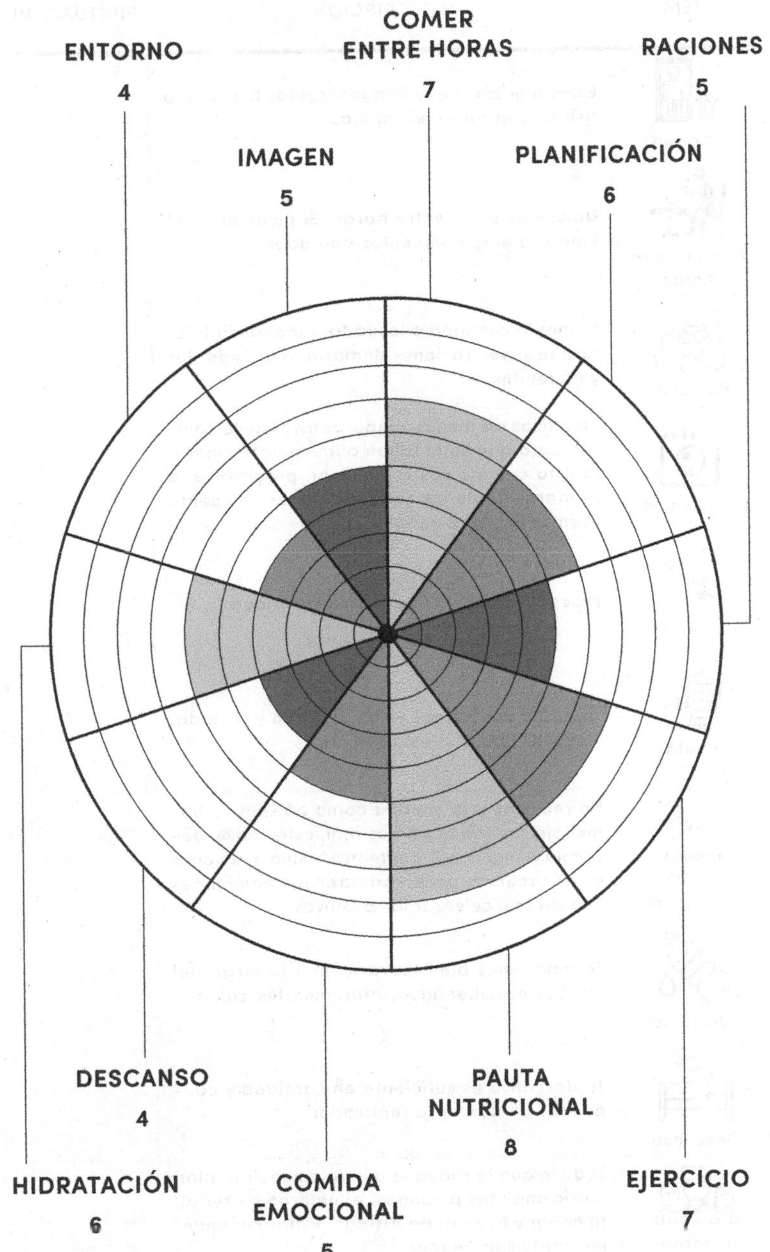
COMER ENTRE HORAS
7
ENTORNO
4
RACIONES
5
IMAGEN
5
PLANIFICACIÓN
6
DESCANSO
4
PAUTA NUTRICIONAL
8
HIDRATACIÓN
6
COMIDA EMOCIONAL
5
EJERCICIO
7

ITEM	DESCRIPCIÓN	PUNTUACIÓN
Imagen	Estás a gusto con tu imagen, cuidas tu aspecto físico, te miras en el espejo.	
Comer entre horas	No sueles picar entre horas. Si picas algo, te limitas a elegir alimentos pautados.	
Raciones	Comes la cantidad adecuada, sabes decir basta si te sirven raciones demasiado abundantes y no repites.	
Planificación	Planificas tus menús, elaboras listas de la compra para que no te falten alimentos, te ciñes a la lista cuando vas a comprar, programas la preparación de las comidas, tienes en cuenta eventos extraordinarios.	
Ejercicio físico	Practicas ejercicio físico con regularidad.	
Pauta nutricional	Tu pauta nutricional es equilibrada y variada. Te gusta y no te cuesta seguirla.	
Comida emocional	No recurres a la comida como bálsamo y homenaje cuando te sientes mal, estresad@, deprimid@, nervios@, content@..., sino que tienes otros recursos para combatir las emociones negativas o celebrar las positivas.	
Hidratación	Te mantienes bien hidratad@ a lo largo del día. Sueles beber agua, infusiones, tés, caldos...	
Descanso	Tu descanso es suficiente en cantidad y calidad. Es un descanso reparador.	
Entorno	Todo lo que te rodea te ayuda a seguir tu plan nutricional: las personas, el entorno material, tu hogar y tu lugar de trabajo. Evitas cualquier elemento saboteador.	

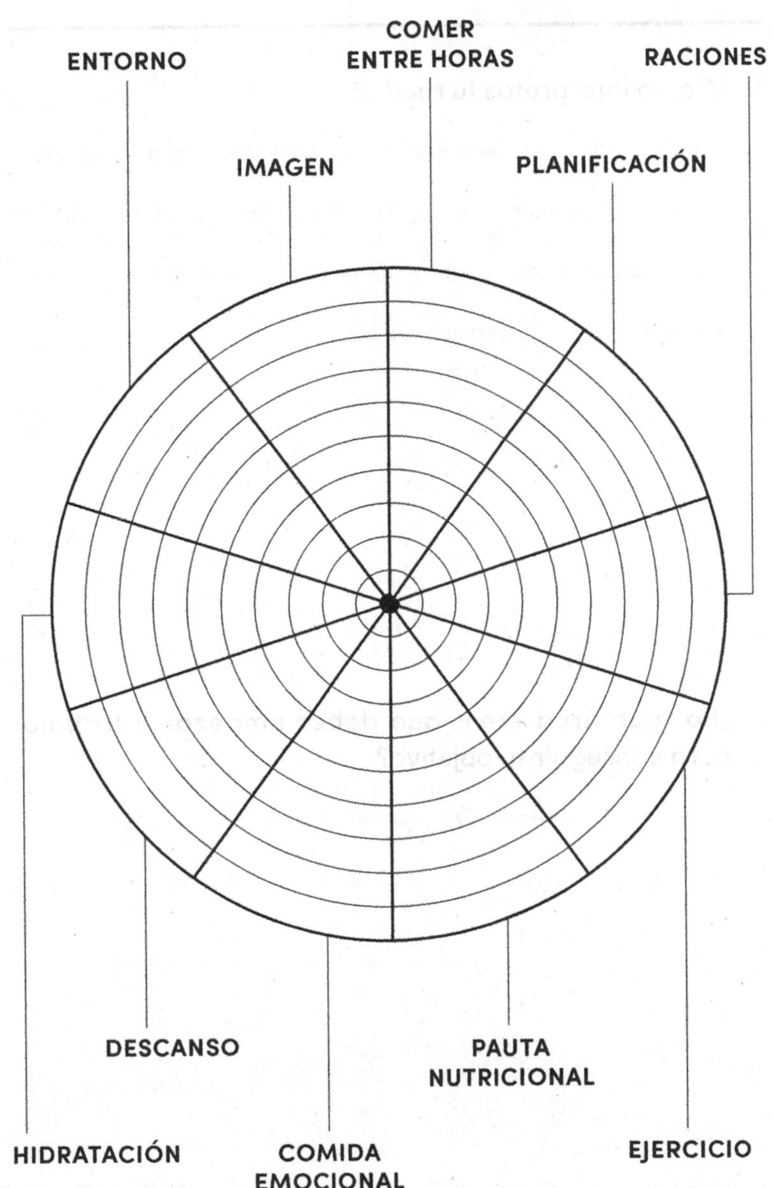
ENTORNO
COMER
ENTRE HORAS
RACIONES
IMAGEN
PLANIFICACIÓN
DESCANSO
PAUTA
NUTRICIONAL
HIDRATACIÓN
COMIDA
EMOCIONAL
EJERCICIO

PREGUNTAS PARA REFLEXIONAR

1. ¿Cómo interpretas tu rueda?

· *La verdad, está claro que apenas girará. Está descompensada: hay unas partes que casi no domino y otras que tal vez domino más. De todos modos, debo mejorar en muchas áreas para que la rueda se equilibre y pueda girar.*

2. ¿Por qué área crees que debes empezar a trabajar para conseguir tu objetivo?

· *Quizá por «Raciones». Creo que no controlo demasiado las cantidades que como en algunos momentos del día.*

TRABAJEMOS EL ÁREA:

- ¿Qué te ha hecho puntuarte con un 5?

· *Pues porque muchas veces como lo que me toca, pero cuando voy a casa de mi madre y me pregunta si quiero repetir, digo que sí aunque no tenga hambre. Y cuando salgo a comer fuera siempre pido primero, segundo y postre aunque no tenga tanta hambre como para comer 3 platos.*

- ¿Qué sería un 0 para ti? ¿Y un 10?

· *Un 0 sería repetir siempre, no solo en casa de mi madre, sino también en casa o cuando voy a un restaurante.*

· *Un 10 significaría que siempre como según el hambre que tengo y que no me dejo guiar por lo ojos o por que los demás sigan comiendo.*

- ¿Qué harías para subir un punto tu puntuación actual?

· *Para subir de un 5 a un 6, tendría que contentarme con lo que mi madre me pusiera en el plato cuando fuera a comer a su casa y contestarle que no, que ya tengo suficiente, cuando me preguntara si quiero repetir.*

- ¿Qué nivel de esfuerzo implica hacerlo? ¿Y de satisfacción?

· Esfuerzo no demasiado. Yo diría que un 3 en una escala del 0 al 10, porque bastaría con hablar con mi madre y pedirle que no me pregunte si quiero repetir y que si un día se lo pido yo, que ella me lo niegue. La satisfacción, muy alta, porque es una mala costumbre que quiero modificar sí o sí, y si lo logro, me sentiré muy orgullos@ y satisfech@.

- ¿Qué nivel de confianza tienes en tu capacidad de introducir cambios en esta área?

· Más o menos un 7. Me siento confiad@ y capaz de lograrlo, ¡claro que sí!

PREGUNTAS PARA REFLEXIONAR

1. ¿Cómo interpretas tu rueda?

2. ¿Por qué área crees que debes empezar a trabajar para conseguir tu objetivo?

TRABAJEMOS EL ÁREA: ____________________

- ¿Qué te ha hecho puntuarte con un ☐?

....

....

....

....

....

- ¿Qué sería un 0 para ti? ¿Y un 10?

....

....

....

....

....

- ¿Qué harías para subir un punto tu puntuación actual?

....

....

....

....

- ¿Qué nivel de esfuerzo implica hacerlo? ¿Y de satisfacción?

....

....

....

....

....

....

- ¿Qué nivel de confianza tienes en tu capacidad de introducir cambios en esta área?

....

....

....

....

....

....

28

LISTA DE CAMBIOS INTELIGENTES

En tu día a día puedes incorporar toda una serie de pequeños cambios que, mantenidos en el tiempo, suponen una gran diferencia para tu salud porque se trata de cambios inteligentes. En la siguiente tabla te presentamos unos cuantos. Escoge alguno de la lista o anota otro cambio inteligente que quieras añadir.

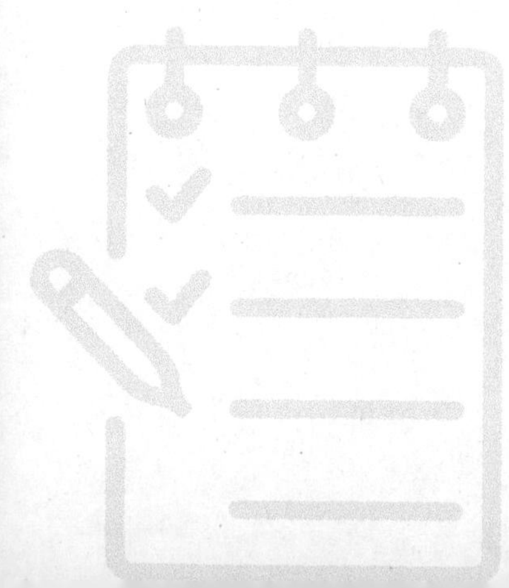

LISTA DE CAMBIOS INTELIGENTES

En lugar de...	Escoger...	En proceso
Mantequilla como grasa principal	Aceite de oliva como grasa principal	
Granos, cereales y harinas blancas (pan, pasta, arroz, cuscús, trigo...)	Granos, cereales y harinas integrales (pan, pasta, arroz, cuscús, trigo...)	*Por el momento, tomo pan integral. Ahora voy a por el arroz*
Cubo grande de palomitas	Cubo pequeño de palomitas	
Desayunar bollería	Desayunar dulces (pasteles, galletas...) preparados con ingredientes saludables	*Elaboraré mis propias galletas saludables*
Salsa (ketchup, mayonesa, salsa rosa...)	Condimentos saludables (mostaza, soja, zumo de limón, especias)	
Pizza congelada	Pizza casera	
2 cucharadas de azúcar en el café	*1 cucharada de azúcar en el café*	
Cenar sol@ a las 22.30 h	*Cenar con mis hijos a las 20 h*	

LISTA DE CAMBIOS INTELIGENTES

En lugar de...	Escoger...	En proceso
Mantequilla como grasa principal	Aceite de oliva como grasa principal	
Granos, cereales y harinas blancas (pan, pasta, arroz, cuscús, trigo...)	Granos, cereales y harinas integrales (pan, pasta, arroz, cuscús, trigo...)	
Cubo grande de palomitas	Cubo pequeño de palomitas	
Desayunar bollería	Desayunar dulces (pasteles, galletas...) preparados con ingredientes saludables	
Salsa (ketchup, mayonesa, salsa rosa...)	Condimentos saludables (mostaza, soja, zumo de limón, especias)	
Pizza congelada	Pizza casera	

AUTOEVALUACIÓN

1. Indica tu grado de motivación para realizar un cambio inteligente, teniendo en cuenta que 0 es nada motivado y 10 completamente motivado. A continuación, especifica qué cambio.

· *Estoy muy motivad@ para cambiar lo que he anotado en la tabla: consumir pan integral, sustituir la bollería por galletas caseras, poner menos azúcar en el café y cenar con mis hijos a las ocho de la tarde.*

2. ¿Cómo te has sentido al llevar a cabo alguno de estos cambios?

· *La mar de bien porque no me han costado y al mismo tiempo los disfruto y sé que son sanos para mí.*

3. ¿Qué harás para incorporar estos cambios en tu rutina?

· El pan integral ya lo consumo de forma habitual, porque suelo comprar de más y congelarlo, para tener siempre.

· En cuanto al arroz, lo que voy a hacer es preparar recetas clásicas como el arroz a la cubana con arroz integral para ver qué tal queda y así incorporarlo.

· Lo que haré con las galletas será, cada domingo, preparar galletas para toda la semana. Así no tendré que comprarlas en el súper.

AUTOEVALUACIÓN

1. Indica tu grado de motivación para realizar un cambio inteligente, teniendo en cuenta que 0 es nada motivado y 10 completamente motivado. A continuación, especifica qué cambio.

(0) (1) (2) (3) (4) (5) (6) (7) (8) (9) (10)

2. ¿Cómo te has sentido al llevar a cabo alguno de estos cambios?

3. ¿Qué harás para incorporar estos cambios en tu rutina?

29

LOS INDISPENSABLES

Los «indispensables» son aquellos alimentos saludables imprescindibles en la cocina de una casa. De la lista que hay a continuación, marca con una X qué productos «indispensables» ya tenéis en casa de manera habitual. Añade tus alimentos indispensables, si no aparecen en la lista.

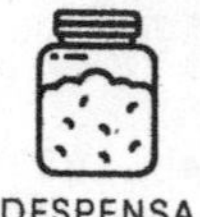 DESPENSA	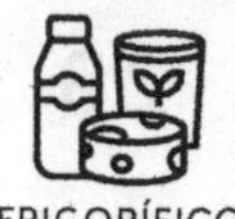 FRIGORÍFICO	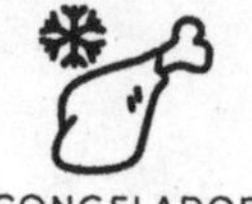 CONGELADOR
☐ Arroz/Pasta integral	☐ Fruta de temporada	☐ Verdura congelada
☐ Pan integral	☐ Verduras de temporada	☐ Pescado blanco congelado
☐ Copos de avena, cebada…	☐ Yogures	☐ Pescado azul congelado
☐ Biscotes	☐ Bebidas vegetales	☐ Carne blanca congelada
☐ Pescados en conserva	☐ Quesos	☐ Pan integral congelado
☐ Verduras en conserva	☐ Huevos	☐ *Masa de pizza congelada*
☐ Tomate enlatado sin freír	☐ Bolsas de ensalada	
☐ Tortitas de maíz	☐ Cremas de verduras	
☐ Frutos secos	☐ Fiambre de pavo	
☐ Especies aromáticas	☐ *Yogur vegetal*	
☐ Aceite de oliva	☐ *Crema de cacahuete*	
☐ Harina integral		
☐ Infusiones		
☐ Café		
☐ Ajo y cebollas		
☐ *Cacahuetes*		

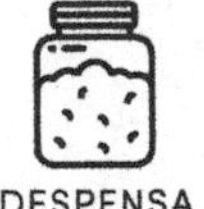 DESPENSA	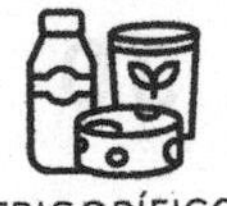 FRIGORÍFICO	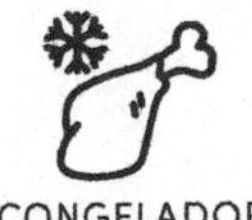 CONGELADOR
☐ Arroz/Pasta integral	☐ Fruta de temporada	☐ Verdura congelada
☐ Pan integral	☐ Verduras de temporada	☐ Pescado blanco congelado
☐ Copos de avena, cebada...	☐ Yogures	☐ Pescado azul congelado
☐ Biscotes	☐ Bebidas vegetales	☐ Carne blanca congelada
☐ Pescados en conserva	☐ Quesos	☐ Pan integral congelado
☐ Verduras en conserva	☐ Huevos	
☐ Tomate enlatado sin freír	☐ Bolsas de ensalada	
☐ Tortitas de maíz	☐ Cremas de verduras	
☐ Frutos secos	☐ Fiambre de pavo	
☐ Especies aromáticas		
☐ Aceite de oliva		
☐ Harina integral		
☐ Infusiones		
☐ Café		
☐ Ajo y cebollas		

30

MARCADORES DE ÉXITO

El peso no es un fin en sí mismo. De modo que, si te has marcado como objetivo un peso en concreto, es porque estás convencido de que conseguirás otras cosas, pero ¿cuáles son? En cualquier caso, el peso es un marcador a tener en cuenta y que puede resultar útil para valorar el proceso.

Ahora párate un momento a pensar la cifra concreta y reflexiona sobre cuál sería tu peso soñado, tu peso feliz, tu peso aceptable y tu peso inaceptable.

¿CUÁL ES TU PESO...?

Soñado (aquel con el que siempre has soñado)	65 kg
Feliz (aquel con el que te sientas realmente feliz)	66-67 kg
Aceptable (aquel con el que te sientes satisfech@)	68 kg
Inaceptable (aquel que no estás dispuest@ a tener)	70 kg

Si el peso no existiera, ¿cómo sabrías que te acercas a tu objetivo?

¡Cambia el foco!

Además del peso, ¿qué otros marcadores te pueden resultar útiles para valorar tu progreso en relación con tu objetivo?

- Comer 3 piezas de fruta al día.
- Ver que el traje no me aprieta y que cada vez me queda más holgado.
- Acabarme cada día la botella de agua que tengo en el despacho.
- Subir las escaleras de casa sin que me falte el aire.
- Tomar 2 cafés en lugar de 3. Y sin azúcar.

¿CUÁL ES TU PESO…?

Soñado (aquel con el que siempre has soñado)	
Feliz (aquel con el que te sientas realmente feliz)	
Aceptable (aquel con el que te sientes satisfech@)	
Inaceptable (aquel que no estás dispuest@ a tener)	

Si el peso no existiera, ¿cómo sabrías que te acercas a tu objetivo?

¡Cambia el foco!

Además del peso, ¿qué otros marcadores te pueden resultar útiles para valorar tu progreso en relación con tu objetivo?

....

....

....

....

....

....

....

....

....

31

ME HE PILLADO HACIÉNDOLO BIEN

A lo largo de 2 semanas, escribe una acción positiva que hayas llevado a cabo de la cuál estés orgullos@, satisfech@. Descríbela detalladamente. ¿Qué has hecho? ¿Qué fortaleza has demostrado? ¿Qué cualidades destacas? Puede tener relación con la alimentación o con otras áreas de tu vida. Por ejemplo: Día 1. He bebido 1,5 l de agua, perseverancia. Día 2. He resistido la tentación de merendar bollería, autocontrol.

DÍA	ACCIÓN POSITIVA	FORTALEZA O CUALIDAD	¿CÓMO TE SIENTES?
1	*Beber 1,5 l de agua*	*Perseverancia*	*Satisfech@*
2	*Comer fruta en el desayuno*	*Implicación*	*Content@*
3	*No probar el desayuno que han traído al trabajo*	*Autocontrol*	*Orgullos@ de mí mism@*
4	*Ir a clase de yoga*	*Autocuidado*	*Relajad@*
5	*Leer en el tren en lugar de mirar el teléfono*	*Aprendizaje*	*Orgullos@ de mí mism@*
6	*Jugar con mi hijo toda la tarde*	*Dedicación*	*Feliz*
7	*Escoger fruta de postre en el restaurante*	*Autocontrol*	*Satisfech@*
8	*Ayudar a una señora a bajar la maleta*	*Generosidad*	*Superbién*
9	*Llevarme el táper al trabajo*	*Planificación*	*Orgullos@ de mí mism@*
10	*Escuchar con atención a mi pareja*	*Amor*	*Feliz*
11	*Apuntarme al gimnasio*	*Compromiso*	*Orgullos@ de mí mism@*
12	*Llevar frutos secos en el bolso*	*Planificación*	*Orgullos@ de mí mism@*
13	*Saludar al entrar en el tren*	*Amabilidad*	*Feliz*
14	*Hacer la compra según la lista*	*Planificación*	*Orgullos@ de mí mism@*

DÍA	ACCIÓN POSITIVA	FORTALEZA O CUALIDAD	¿CÓMO TE SIENTES?
1			
2			
3			
4			
5			
6			
7			
8			
9			
10			
11			
12			
13			
14			

Después de observarte haciéndolo bien, ¿qué conclusiones extraes?

· *Me doy cuenta de que, cuando hago las cosas bien, me siento bien. Cuando elijo alimentos saludables, cuando soy amable con las personas de mi entorno, cuando me cuido y cuido a mi familia, y cuando dedico tiempo a aquello que me gusta, eso me sienta muy bien. También el hecho de dedicar un tiempo al descanso y un rato para mí. Me ha gustado mucho centrarme en lo positivo en lugar de dejarme llevar por la queja o lo negativo. ¡Lo seguiré haciendo!*

Después de observarte haciéndolo bien, ¿qué conclusiones extraes?

32

MENÚ DE PALABRAS

La manera de hablarte a ti mism@ influye en tu día a día. Cada mañana, tu reflejo te mira atento, esperando unas palabras agradables por tu parte o una simple sonrisa, ¿por qué no se la das? Hablándote mal, lo único que consigues es tener una percepción distorsionada de ti mismo.

Al decirnos y escuchar palabras negativas, nuestro cerebro libera cortisol (hormona del estrés), por lo que nos ponemos en estado de alerta y en nuestro cuerpo generamos tensión y otros cambios que impiden la bajada de peso. Por el contrario, si nos hablamos bien y nos decimos palabras más positivas, favorecemos la liberación de serotonina, el neurotransmisor responsable de nuestra felicidad y del estado de ánimo, y en parte regulador del apetito. Así pues, al igual que eliges lo que comes para cuidarte, es necesario que elijas qué te dices para mejorar tu autoestima, porque las palabras no se las lleva el viento.

Esta herramienta te propone que pienses en aquellos mensajes o frases que acostumbras a decirte durante el día y que las anotes en el plato de la página siguiente. Por ejemplo: «Siempre estás igual», «Qué mala cara haces», «Qué gord@ estás»... O bien: «Tú puedes lograrlo», «Qué guap@ estás», «Qué bien me veo hoy, cada día voy a mejor»...

1. Anota los mensajes que sueles decirte en este plato:

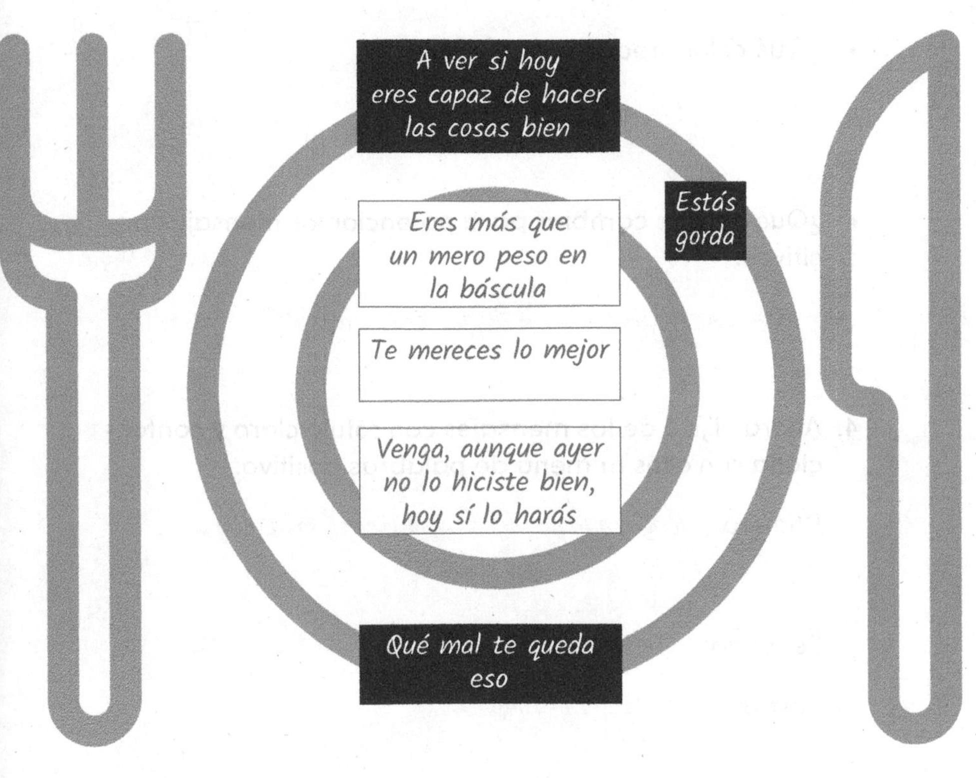
A ver si hoy eres capaz de hacer las cosas bien
Estás gorda
Eres más que un mero peso en la báscula
Te mereces lo mejor
Venga, aunque ayer no lo hiciste bien, hoy sí lo harás
Qué mal te queda eso

2. Destaca con un rótulo claro las palabras que consideres positivas y con uno oscuro las que consideres negativas.

3. Observa tu plato.

- ¿Qué color predomina?

· *El negro.*

- ¿Qué puedes cambiar para potenciar los mensajes positivos?

· *Recordar que mis palabras influyen en mi felicidad.*

4. Ahora elije 3 de los mensajes con rótulo claro y confecciona con ellos tu menú de palabras positivo.

Primero: *«Venga, aunque ayer no lo hiciste bien, hoy sí lo harás.»*

Segundo: *«Eres más que un mero peso en la báscula.»*

Postre: *«Te mereces lo mejor.»*

1. Anota los mensajes que sueles decirte en este plato:

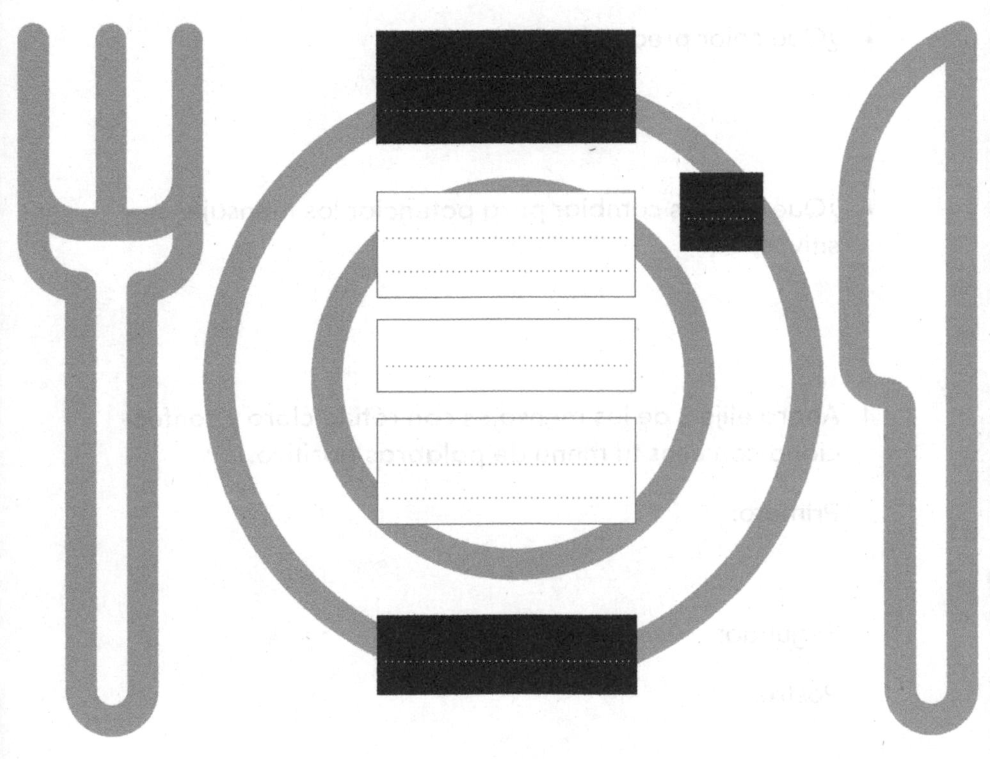

2. Destaca con un rótulo claro las palabras que consideres positivas y con uno oscuro las que consideres negativas.

3. Observa tu plato.

- ¿Qué color predomina?

....

- ¿Qué puedes cambiar para potenciar los mensajes positivos?

....

4. Ahora elije 3 de los mensajes con rótulo claro y confecciona con ellos tu menú de palabras positivo.

   Primero:
   ....

   ....

   Segundo:
   ....

   Postre:
   ....

33

MI EQUIPAJE

Al emprender un viaje, a veces el equipaje que llevamos es demasiado pesado y nos ralentiza la marcha, haciendo que el camino sea más arduo y costoso. Así pues, hemos de aprender a soltar cualquier lastre que nos impida llegar a la meta de manera más airosa.

Imagina que estas preparando tu viaje. Lo primero de todo es saber adónde quieres llegar, qué cima quieres coronar, puesto que ese será tu objetivo. Segundo, debes soltar lastre, en el sentido de prescindir de todo aquello que te pesa demasiado y no resulta útil para subir, ya sean creencias limitantes, emociones negativas, hábitos insanos o pensamientos saboteadores, es decir, todas aquellas barreras que te has impuesto tú o tu entorno. Y por último, prepara tu equipaje con lo indispensable para alcanzar tu meta: tus recursos, tus fortalezas y tus cualidades.

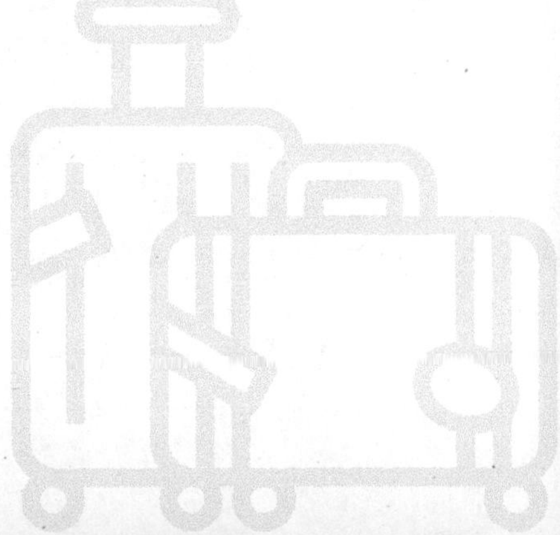

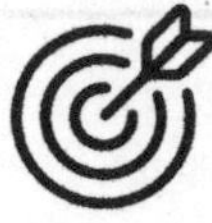 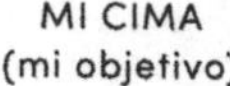 MI CIMA (mi objetivo)	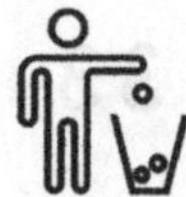 MIS LASTRES (qué quiero dejar)	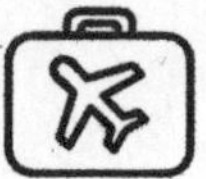 MI EQUIPAJE (qué necesito para llegar a la cima)
· *Quiero correr la media maratón de Barcelona del próximo año y acabarla en menos de 4 horas y 45 minutos.*	· *Dejar de beber alcohol los fines de semana.* · *Eliminar la pereza para ir a entrenar por las noches.* · *Reducir el consumo de alimentos precocinados por las noches.* · *Cambiar el pensamiento que me atormenta: «No serás capaz».*	· *Entrenar de manera regular a partir de una buena planificación de los entrenamientos.* · *Beber más agua.* · *Perseverar para lograrlo.* · *Crear pensamientos más positivos.* · *Programar las cenas para evitar consumir precocinados.*

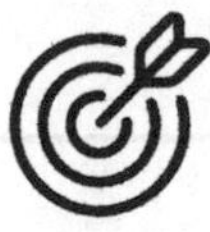 MI CIMA (mi objetivo)	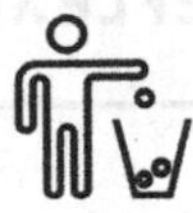 MIS LASTRES (qué quiero dejar)	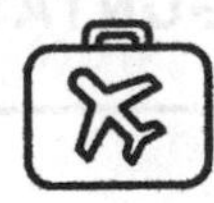 MI EQUIPAJE (qué necesito para llegar a la cima)

PREGUNTAS PARA REFLEXIONAR

1. ¿Hasta qué punto es importante para ti tu objetivo? (Puntúa del 0 al 10)

   · 8

2. ¿Cuánto confías en lograrlo? (Puntúa del 0 al 10)

   · 7

3. ¿Qué ganas soltando lastre?

   · Que el objetivo sea más fácil de alcanzar.

4. ¿Qué es lo más imprescindible para iniciar el viaje?

   · Tener el objetivo presente a diario.

5. ¿Crees necesario añadir algo más en tu equipaje?

   · Una foto mía entrenando, para conectar con el objetivo con asiduidad.

PREGUNTAS PARA REFLEXIONAR

1. ¿Hasta qué punto es importante para ti tu objetivo? (Puntúa del 0 al 10)

....

....

2. ¿Cuánto confías en lograrlo? (Puntúa del 0 al 10)

....

....

3. ¿Qué ganas soltando lastre?

....

....

4. ¿Qué es lo más imprescindible para iniciar el viaje?

....

....

5. ¿Crees necesario añadir algo más en tu equipaje?

....

....

....

34

MI PLAN TRIMESTRAL

Marcarte objetivos es la clave para avanzar en aquello que te propongas. Sin embargo, hay que hacerlo de una manera ordenada y correcta, ya que, si tienes una lista interminable de objetivos en la cabeza, puede ser contraproducente y llegar a desmotivar por el hecho de no cumplirlos. Por ello, con esta herramienta te invitamos a priorizar tus objetivos.

Para establecer las prioridades, te proponemos que dividas el año en 3 períodos y en cada uno marques distintos objetivos: uno relacionado con tu alimentación, otro con tu actividad física y, por último, uno relacionado con tu vida personal.

Para asegurarte de que un objetivo es correcto y fácil de medir, te sugerimos que utilices esta fórmula:

Verbo de acción + Medida + Métodos y herramientas

Por ejemplo:

Aprender recetas	de 3 platos con ingredientes vegetales cada mes	por medio de videos de YouTube y blogs de cocina
Verbo de acción	**Medida**	**Métodos y herramientas**

ENERO-MARZO

ÁREA	OBJETIVO
Alimentación	*Añadir un caldo de verduras a la cena cada noche*
Actividad física	*Subir a casa por las escaleras cuando llegue del trabajo*
Vida personal	*Abrazar cada noche a mis hijos al acostarlos*

ABRIL-JUNIO

ÁREA	OBJETIVO
Alimentación	*Consumir frutas de temporada y que sean variadas*
Actividad física	*Apuntarme a clases de natación para poder nadar en la playa en verano unos 20 minutos*
Vida personal	*Meditar cada noche unos 5 minutos antes de acostarme*

JULIO-SEPTIEMBRE

ÁREA	OBJETIVO
Alimentación	*Consumir legumbres 3 veces por semana*
Actividad física	*Además de subir las escaleras de casa, subir las del trabajo por las mañanas*
Vida personal	*Cada mañana darme los buenos días y decirme algo bonito*

OCTUBRE-DICIEMBRE

ÁREA	OBJETIVO
Alimentación	*Incorporar en mi dieta alimentos que cuiden mi microbiota*
Actividad física	*Apuntarme a clases de baile, además de subir las escaleras de casa y del trabajo*
Vida personal	*Organizar un plan con mis amigas al menos una vez al mes*

ENERO-MARZO

ÁREA	OBJETIVO
Alimentación	
Actividad física	
Vida personal	

ABRIL-JUNIO

ÁREA	OBJETIVO
Alimentación	
Actividad física	
Vida personal	

JULIO-SEPTIEMBRE

ÁREA	OBJETIVO
Alimentación	
Actividad física	
Vida personal	

OCTUBRE-DICIEMBRE

ÁREA	OBJETIVO
Alimentación	
Actividad física	
Vida personal	

35

NUTRIRTE DE MÚSICA

La música no solo puede ayudar a modificar un estado de ánimo, sino que, a través de las ondas sonoras, incluso es capaz de modificar las vibraciones celulares de un ser vivo. Esta es la razón de que te propongamos usar este elemento, la música, para generar una asociación entre una música determinada y una alimentación saludable y consciente, de modo que el acto de comer se convierta en un momento exclusivo de consciencia plena en lo que se está haciendo y se respete la duración de las canciones para levantarse de la mesa, ya que uno de nuestros errores más comunes es la velocidad con la que comemos.

Elabora tu propia *playlist* con unas 3 canciones que te gusten y te hagan sentir conectad@ con tu cuerpo para escucharla en el momento que empieces a comer. Por ejemplo, la música de tu grupo favorito, o bien música relajante (Enya, Moby, Édith Piaf), música inspiradora (la banda sonora de *Carros de fuego* de Vangelis, «Eye of the Tiger» de Survivor, «Beautiful Day» de U2), música que te alegre («Can't Stop the Feeling» de Justin Timberlake; «On Top of the World» de Imagine Dragons, «Hey Ya!» de Outkast), música clásica (Bach, Beethoven), música instrumental (guitarra española, piano...). Es tu elección.

Esta lista no es inamovible, sino que puedes ir variándola siempre que lo consideres necesario. Incluso puedes tener más de una lista para conectar con distintos estados de ánimo si lo deseas.

Recuerda que este momento es tu momento. Estás frente a tu plato saludable, con tu música, y ahora toca prestar atención a los sabores, las texturas, los colores de la comida. ¡A disfrutar!

Playlist

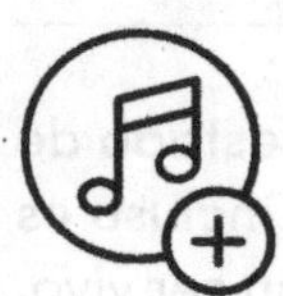

1. *Una mattina* de Ludovico Einaudi.
2. «Green Grass» de Joana Serrat.
3. «Follow the Ocean» de Ziggy Alberts.

¿Qué te aporta la música mientras comes?

· *Me hace situarme en el momento presente y me calma antes de las comidas.*

¿Qué mejorarías de la manera de comer?

· *Iría más despacio. Me he propuesto que el primer plato dure toda la primera canción.*

Playlist

....

....

....

¿Qué te aporta la música mientras comes?

....

....

....

¿Qué mejorarías de la manera de comer?

....

....

....

36

OPCIONES PARA MEJORAR MI SALUD

Las conductas relacionadas con la alimentación, la actividad física o con la gestión emocional son las que suelen influir más en la salud. En el recuadro siguiente te ofrecemos una lista de conductas que beneficiarán a tu salud si las conviertes en hábitos. Destaca las que consideres principales y escoge aquellas por las que quieras empezar para elaborar tu plan de acción.

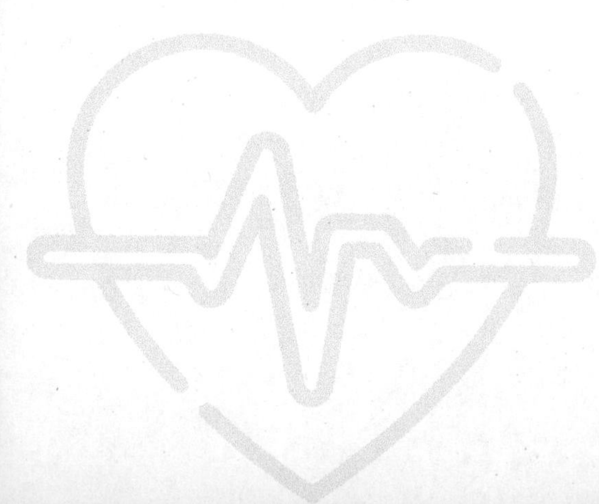

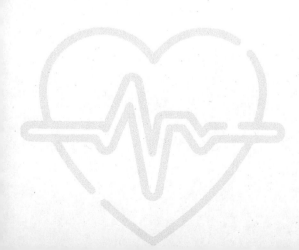

¿QUÉ PUEDO HACER MÁS?

- Comer más fruta y verdura.
- Añadir más fibra en mi dieta.
- Usar métodos de cocción más saludables.
- Comer raciones más pequeñas.
- Disponer de snacks sanos.
- Aumentar la actividad física.
- Beber más agua.
- Descansar más y/o mejor.
- Relajarme más.
- Tener más contacto social.
- Aprender sobre alimentación, recetas...
- Gestionar mejor mis emociones.
- Ser más consciente de lo que como.
- Organizar mejor mi tiempo.
- Comer más despacio.
- Planificar los menús para que sean equilibrados.

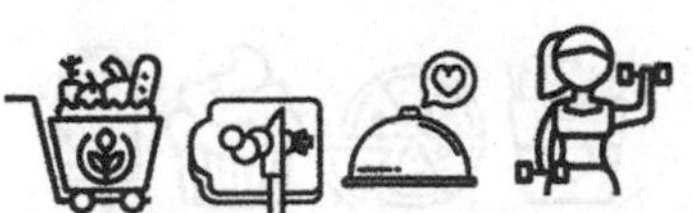

¿QUÉ PUEDO HACER MENOS?

- Comer comida rápida.
- Comer dulces.
- Comer grasas.
- Tomar azúcar.
- Saltarme comidas.
- Estar mucho tiempo sentado.
- Ver la televisión.
- Estresarme.
- Recurrir a la comida cuando esté aburrido o triste.
- Picar entre horas.
- Cocinar fritos, rebozados...
- Beber bebidas azucaradas.
- Tomar café (u otros estimulantes).
- Comer chocolate.
- Comer palomitas cuando veo una película.

¿QUÉ PUEDO HACER MÁS?	¿QUÉ PUEDO HACER MENOS?

¿Por cuál de estos cambios te gustaría empezar?

· *Quiero reducir el azúcar que me pongo en el café y el café, ya que tomo 4 al día. Si solo tomo 2 cafés, reduciré los excitantes y también el azúcar. En lugar de café, beberé un vaso de agua.*

¿Por cuál de estos cambios te gustaría empezar?

37

PENSAMIENTO SABOTEADOR

Identifica los pensamientos saboteadores que te dan permiso para comer aquello que no deberías y márcalos:

- Seguir la dieta es demasiado duro.
- Me da igual todo.
- No pasa nada si como esto.
- A mí nadie me dice lo que he de comer y lo que no.
- Me merezco comer esto.
- Solo me como una pizca.
- No puedo resistirme.
- Realmente lo quiero.
- Tengo hambre de verdad.
- No engorda tanto.
- Ya lo compensaré después.
- Si no lo como, acabará en la basura.
- Como es gratis, me lo como.
- Si los demás lo comen, yo también.
- No quiero parecer desagradecid@.
- Es una ocasión especial.
- Estoy estresad@, cansad@, triste.
- Me estoy dando un capricho.
- Ya empezaré otra vez la dieta mañana.

- Total, nunca lograré el peso que quiero.
- Terminaré comiendo de todas formas.
- Nadie se enterará.
- Como ya me lo he saltado otras veces, que más da.
- Para comer esto, más vale que me muera.
- Otros:

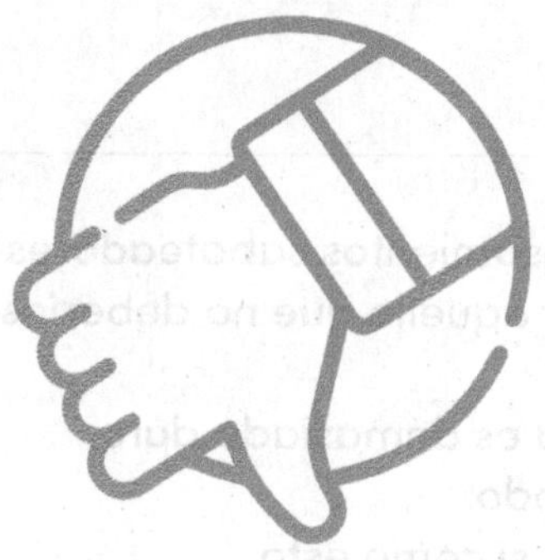

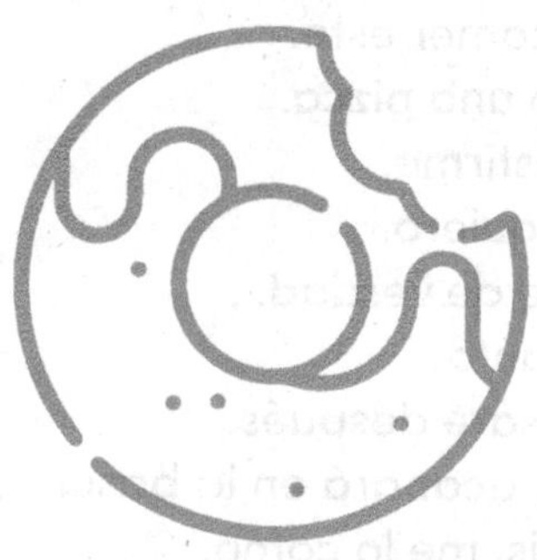

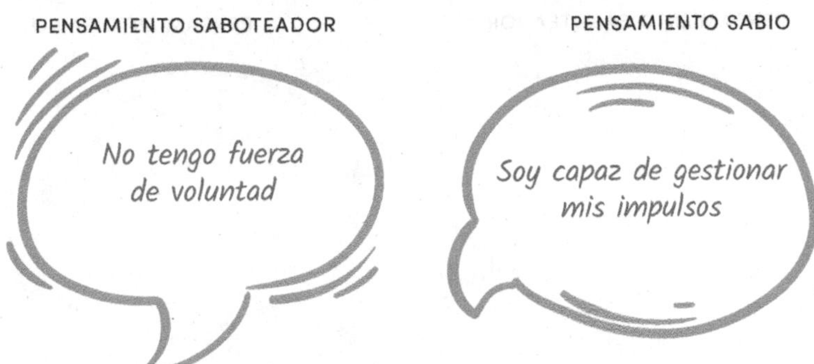
PENSAMIENTO SABOTEADOR
No tengo fuerza de voluntad
PENSAMIENTO SABIO
Soy capaz de gestionar mis impulsos

Anota arriba tus pensamientos saboteadores. Escribe abajo cómo te inducen a actuar.

Ten en cuenta que tus pensamientos son solo ideas que puedes cambiar y que no tienen por qué impedirte actuar como quieres.

Ahora sustituye los pensamientos saboteadores por otros pensamientos más sabios que te ayuden a actuar de forma más coherente con la vida que quieres. Anótalos arriba, y abajo las conductas a las que te inducen.

CÓMO ACTÚO GUIADO POR EL PENSAMIENTO SABOTEADOR	CÓMO ACTÚO GUIADO POR EL PENSAMIENTO SABIO
Como sin parar	*Yo decido lo que quiero comer*
Me excedo en las cantidades	*Como hasta que me quedo saciad@*
Como más de lo que necesito	*Gestiono mejor la alimentación de todo el día*
Después me restrinjo tanto la comida que al final desisto y acabo comiendo más	

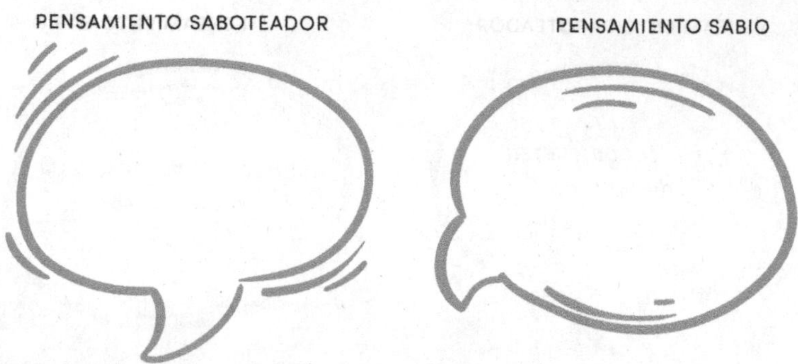

Anota arriba tus pensamientos saboteadores. Escribe abajo cómo te inducen a actuar.

Ten en cuenta que tus pensamientos son solo ideas que puedes cambiar y que no tienen por qué impedirte actuar como quieres.

Ahora sustituye los pensamientos saboteadores por otros pensamientos más sabios que te ayuden a actuar de forma más coherente con la vida que quieres. Anótalos arriba, y abajo las conductas a las que te inducen.

CÓMO ACTÚO GUIADO POR EL PENSAMIENTO SABOTEADOR	CÓMO ACTÚO GUIADO POR EL PENSAMIENTO SABIO

38

PLAN DE ACCIÓN

Detalla en este plan de acción el objetivo que quieres conseguir, para qué lo quieres conseguir y cómo lo vas a lograr. También reflexiona acerca de qué importancia tiene para ti esa meta y qué confianza tienes en alcanzarla. Seguramente las barreras con las que prevees encontrarte y los recursos de los que dispones habrán condicionado ese nivel de confianza.

Una vez escrito es importante que lo tengas a mano y lo releas o le hagas una foto para tenerlo presente. De esta forma te ayudará a no perder de vista tus motivaciones y a recordarlas.

OBJETIVO

¿Qué quieres conseguir?

Define tu objetivo en positivo, en primera persona y lo más concreto posible.

· *Ponerme los pantalones negros que tengo en el armario porque me aprietan, cuando vuelva a casa el 20 de diciembre.*

¿Cuánta importancia tiene para ti conseguir este objetivo? Valora del 0 al 10 (0 = ninguna; 10 = muchísima).

0	1	2	3	4	5	6	7	8	(9)	10

¿Cuánta confianza tienes en conseguir este objetivo? Valora del 0 al 10 (0 = ninguna; 10 = muchísima).

0	1	2	3	4	5	6	7	(8)	9	10

¿Para qué persigues este objetivo? ¿Qué beneficios te aportará?

 · *Sentirme orgullos@ de mí.*

 · *Ganar seguridad en mí mism@.*

 · *Gustarme más.*

 · *Sentirme más cómod@ con la ropa en general.*

 · *Estar más ágil.*

 · *Tener más motivación para alcanzar otros objetivos.*

OBJETIVO

¿Qué quieres conseguir?

Define tu objetivo en positivo, en primera persona y lo más concreto posible.

....

....

¿Cuánta importancia tiene para ti conseguir este objetivo? Valora del 0 al 10 (0 = ninguna; 10 = muchísima).

¿Cuánta confianza tienes en conseguir este objetivo? Valora del 0 al 10 (0 = ninguna; 10 = muchísima).

¿Para qué persigues este objetivo? ¿Qué beneficios te aportará?

....

....

....

....

....

....

BARRERAS Y RECURSOS

Anota aquello que se interpone y aquello que propicia la consecución de tu objetivo.

BARRERAS U OBSTÁCULOS	RECURSOS (INTERNOS/EXTERNOS)
Ganas de comer más dulces	*Recetas saludables para hacer en casa galletas, bizcochos...*
Pereza para realizar actividad física	*Ponerme objetivos cortos, como subir las escaleras del trabajo*
Vida social con amigos, familia... Ir a restaurantes	*Limitar las comidas y los eventos sociales a uno por semana*

ACCIONES

Escribe acciones concretas que te propones llevar a cabo para conseguir tu objetivo, y valora del 0 al 10 el esfuerzo y la satisfacción que implican.

ACCIÓN	ESFUERZO	SATISFACCIÓN
Desayunar un bocadillo de pan integral con atún o hummus, una pieza de fruta y un café	*5*	*9*
Echar solo una cucharadita de azúcar en el café y tomar como máximo 2 cafés del día	*6*	*7*
Subir por las escaleras cuando entro a trabajar por la mañana	*3*	*8*

BARRERAS Y RECURSOS

Anota aquello que se interpone y aquello que propicia la consecución de tu objetivo.

BARRERAS U OBSTÁCULOS	RECURSOS (INTERNOS/EXTERNOS)

ACCIONES

Escribe acciones concretas que te propones llevar a cabo para conseguir tu objetivo, y valora del 0 al 10 el esfuerzo y la satisfacción que implican.

ACCIÓN	ESFUERZO	SATISFACCIÓN

AYUDAS

¿Qué vas a hacer para acordarte de tu objetivo?

· *Poner los pantalones negros a la vista.*

¿Cuáles de tus fortalezas o cualidades te permitirán alcanzarlo?

· *Perseverancia y responsabilidad.*

¿Quién o qué te apoyará en tus esfuerzos?

· *Yo mism@.*

AYUDAS

¿Qué vas a hacer para acordarte de tu objetivo?

¿Cuáles de tus fortalezas o cualidades te permitirán alcanzarlo?

¿Quién o qué te apoyará en tus esfuerzos?

39

RECONCÍLIATE CON TU PARTE GLOTONA

Quieres comer de forma saludable pero una parte de ti, a la que llamaremos tu «parte glotona», no es capaz de resistirse ante ciertos alimentos. Cuando los ve, empieza a pelear consigo misma, inicia un tira y afloja y al final sucumbe y acaba comiendo mucho más de lo que se había propuesto.

Sin embargo, enfadarte con tu parte glotona por tener esos antojos es absurdo, porque tu parte glotona te acompañará siempre. En lugar de rechazarla o enfadarte, piensa cómo tener una buena relación con ella. Haz las paces con tu parte glotona y pacta lo siguiente:

¿QUÉ ALIMENTOS PUEDES INCORPORAR DE FORMA CONSCIENTE QUE TE APORTEN PLACER?	¿EN QUÉ MOMENTO LOS VAS A COMER?
Chocolate con leche	*Después de la cena Pero solo un trocito y de chocolate negro*
Patatas fritas	*El sábado en el aperitivo con los amigos*
Tostadas con mantequilla y mermelada	*Solo el viernes para desayunar*
Helado de café	*Una vez al mes*
Cerveza	*Solo el viernes por la noche y el sábado en el aperitivo*

¡Disfruta con todos los sentidos de ese alimento!

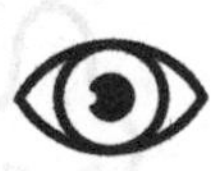  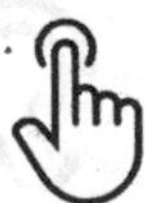 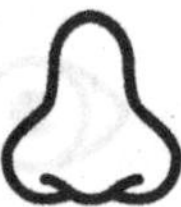

¿QUÉ ALIMENTOS PUEDES INCORPORAR DE FORMA CONSCIENTE QUE TE APORTEN PLACER?	¿EN QUÉ MOMENTO LOS VAS A COMER?

¡Disfruta con todos los sentidos de ese alimento!

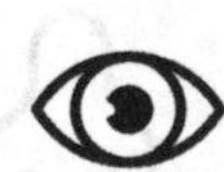  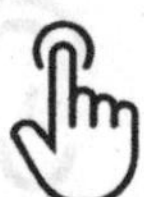 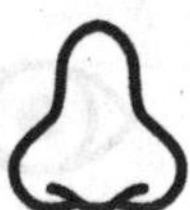

40

REGANDO MI JARDÍN

Si riego mi jardín, las flores crecen, porque para crecer necesitan cuidados y agua. Ahora imagina que tú eres un jardín y que cada brote representa un aspecto de ti o de tu vida que quieres que florezca: salud, alimentación, actividad física, relaciones personales, tiempo para ti mism@, etc. Pues bien, el agua con la que regarás «tu jardín» serán todas aquellas acciones que harán que florezca.

PREGUNTAS PARA REFLEXIONAR

1. Para que tu jardín florezca, ¿con qué agua lo regarás?

· *Con cuidados, con tiempo para comer con calma. Respetando mis horas de sueño. Diciendo que no a aquello que me roba tiempo para mí.*

2. ¿Qué flores de tu jardín ves más mustias y requieren más cuidados?

· *Además de las que se deducen de la pregunta anterior, creo que estoy descuidando mi relación con l@s amig@s, porque apenas l@s veo. Me gustaría recuperar esos buenos ratos juntos.*

3. ¿Para qué te ha servido esta herramienta?

· *Para saber lo que es importante para mí, lo que necesito para sentirme bien. También para empujarme a tomar decisiones. Desde ya, voy a destinar tiempo a cuidar esas «flores» que he mencionado.*

PREGUNTAS PARA REFLEXIONAR

1. Para que tu jardín florezca, ¿con qué agua lo regarás?

2. ¿Qué flores de tu jardín ves más mustias y requieren más cuidados?

3. ¿Para qué te ha servido esta herramienta?

41

SALIENDO DE MI ZONA DE CONFORT ALIMENTARIA

Esta actividad trata de sacarte de tu zona de confort alimentaria, es decir, te invita a probar cosas diferentes (alimentos, recetas...). A continuación te presentamos una serie de productos que tal vez no has probado o incluso algunos que no conoces. El ejercicio te anima a escoger y probar un alimento de cada uno de los grupos.

Frutas

Arándano, frambuesa, fresa, grosella, zarzamora, limón, mandarina, naranja, pomelo, melón, sandía, aguacate, kiwi, mango, papaya, piña, plátano, albaricoque, cereza, ciruela.

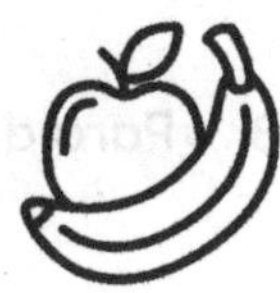

Otras:

Verduras

Acelga, apio, berenjena, calabaza, calabacín, zanahoria, cebolla, cebolleta, alcachofa, remolacha, grelo, champiñón, espinaca, escarola, rúcula, canónigo, endivia.

Cocción: en papillote, a la plancha, pisto, tartaleta, pudin.

Otras:

Cereales y harinas

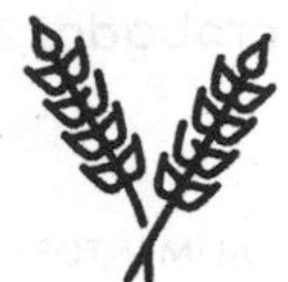

Arroz integral, pasta integral, quinoa, cuscús, mijo, trigo sarraceno, pan de espelta, pan de centeno.

Otros:

Carnes y pescados

Pavo, pollo, conejo, ternera, pato. Bacalao, caballa, arenque, trucha...

Cocción: en papillote, a la plancha, al horno, al vapor, hervido... brasa.

Otros:

Condimentos o aderezos

Aceite de sésamo (u otras semillas), chile, curri, vinagre de manzana, hierbas provenzales, tomillo, clavo, cebollino, cilantro, canela, mostaza de Dijon.

Otros:

Completa la siguiente tabla sobre los alimentos que hayas probado:

ALIMENTOS O RECETAS NUEVOS A PROBAR	TE HA GUSTADO	
	SÍ	No
Papaya	*Sí*	
Alcachofas al vapor		*No. Las prefiero al horno o a la brasa*
Arroz al curri	*Me ha encantado. Gran descubrimiento*	

PREGUNTAS PARA REFLEXIONAR

1. ¿Cómo te has sentido al probar alimentos nuevos?

· La verdad, muy bien. No conocía estos alimentos o la manera de cocinarlos y algunos me han sorprendido.

2. ¿Qué vas a hacer para incorporar estos alimentos o recetas en tu cocina?

· La papaya la compraré de vez en cuando si la veo en la frutería.

· El curri lo pongo ya como un imprescindible en la lista de la compra. Me ha fascinado.

Completa la siguiente tabla sobre los alimentos que hayas probado:

ALIMENTOS O RECETAS NUEVOS A PROBAR	TE HA GUSTADO	
	Sí	No

PREGUNTAS PARA REFLEXIONAR

1. ¿Cómo te has sentido al probar alimentos nuevos?

....

....

2. ¿Qué vas a hacer para incorporar estos alimentos o recetas en tu cocina?

....

....

....

42

SALTANDO VALLAS

A lo largo de un proceso de cambio, aparecen obstáculos y barreras que debes ir saltando para alcanzar los objetivos que te propones, como si se tratara de las vallas de una pista de atletismo. Seguramente en tu vida te has topado con «vallas» de todas las clases, unas muy altas, otras más fáciles de saltar y otras que te parecían insalvables pero que al final lograste saltar. Así que te pido que hagas un poco de memoria, porque en cada salto sin duda habrás aprendido algo que ahora te puede resultar útil. ¿Recuerdas alguna de esas vallas?

DESCRIPCIÓN DE LA VALLA	TRAS SUPERAR LA VALLA
Cuando me saqué la carrera y a la vez trabajaba	¿Cómo conseguiste saltarla?
	Con constancia
	¿Qué o quién te ayudó?
	Nadie, lo logré yo sola
	¿Cómo te sentiste?
	Satisfecha de mí misma
	¿Qué cualidades salieron a relucir?
	Perseverancia, dedicación y responsabilidad
Cuando monté mi propia empresa	¿Cómo conseguiste saltarla?
	Con esfuerzo y creyendo en mi idea
	¿Qué o quién te ayudó?
	Mi pareja
	¿Cómo te sentiste?
	Orgullosa de mí misma
	¿Qué cualidades salieron a relucir?
	Dedicación, perseverancia, valentía, confianza

Cuando aprendí a tocar la guitarra	**¿Cómo conseguiste saltarla?**
	Dedicándole un tiempo cada día además de ir a las clases un día a la semana
	¿Qué o quién te ayudó?
	De nuevo, mi pareja me apoyó y se apuntó conmigo a clases
	¿Cómo te sentiste?
	Me sentí muy orgullosa y feliz porque me hace mucha ilusión
	¿Qué cualidades salieron a relucir?
	Planificación, constancia y perseverancia
Cuando finalicé el tratameinto para un cáncer de mama	**¿Cómo conseguiste saltarla?**
	Confiando en el tratamiento y cuidándome lo máximo posible tanto física como mental y emocionalmente
	¿Qué o quién te ayudó?
	Me ayudó mucho mi familia
	¿Cómo te sentiste?
	Muy feliz
	¿Qué cualidades salieron a relucir?
	Positividad, confianza y capacidad de autocuidado

DESCRIPCIÓN DE LA VALLA	TRAS SUPERAR LA VALLA
	¿Cómo conseguiste saltarla?
	¿Qué o quién te ayudó?
	¿Cómo te sentiste?
	¿Qué cualidades salieron a relucir?
	¿Cómo conseguiste saltarla?
	¿Qué o quién te ayudó?
	¿Cómo te sentiste?
	¿Qué cualidades salieron a relucir?

	¿Cómo conseguiste saltarla?
	¿Qué o quién te ayudó?
	¿Cómo te sentiste?
	¿Qué cualidades salieron a relucir?
	¿Cómo conseguiste saltarla?
	¿Qué o quién te ayudó?
	¿Cómo te sentiste?
	¿Qué cualidades salieron a relucir?

Ahora que has identificado una serie de cualidades, escoge cuáles te pueden resultar útiles para tu propósito actual:

Creo que me sirven todas, pero, si he de escoger, me quedo con:

- *Perseverancia.*
- *Dedicación.*
- *Responsabilidad.*
- *Positividad.*
- *Confianza.*

Seguro que me ayudarán un montón en este nuevo proceso.

Ahora que has identificado una serie de cualidades, escoge cuáles te pueden resultar útiles para tu propósito actual:

43

TABLA MOTIVACIONAL

La clave para comprometerte de verdad con los cambios que quieres hacer en tus hábitos de vida y en tu alimentación está en tener claro para qué quieres hacerlo. Si conectas con el propósito que tienen esos cambios, te sentirás mucho más motivad@ y tendrás mayor determinación.

A continuación te mostramos una serie de posibles factores de motivación agrupados en 4 áreas. Elige por lo menos uno y márcalo con un rotulador fluorescente.

MOTIVACIONES PARA MEJORAR MI ALIMENTACIÓN Y TENER UN PESO SALUDABLE

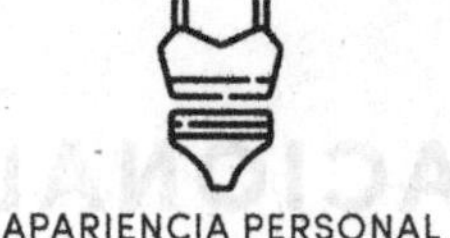 APARIENCIA PERSONAL	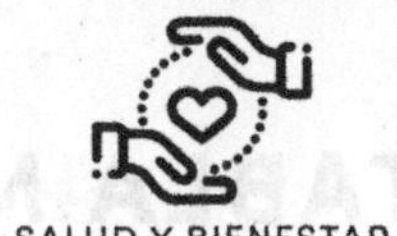 SALUD Y BIENESTAR
Yo quiero...	Yo quiero...
· *Parecer más joven.*	· *Vivir más tiempo.*
· *Usar biquini en la playa.*	· *Tener más energía, sentirme fuerte.*
· *Dejar de evitar los espejos.*	· *Subir las escaleras más liger@.*
· *Tener la musculatura definida.*	· *No encontrarme mal ni estar enferm@ cada dos por tres.*
· *Verme bien desnud@.*	· *Tener una vida más activa.*
· *Que me quede mejor la ropa.*	· *Practicar deporte.*
	· *Mejorar el resultado de las analíticas.*

MOTIVACIONES PARA MEJORAR MI ALIMENTACIÓN Y TENER UN PESO SALUDABLE

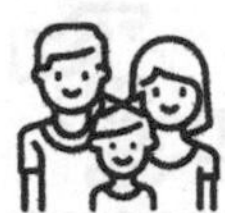 FAMILIA, AMIGOS Y VIDA SOCIAL	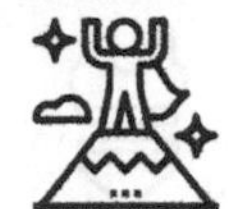 MIS EMOCIONES Y LAS SITUACIONES COTIDIANAS
Yo quiero...	Yo quiero...
· Estar más activ@ con mi pareja.	· Tener más confianza en mí mism@.
· Mantener el contacto con los amigos.	· Ser capaz de atarme los zapatos.
· Iniciar o mejorar mis relaciones sentimentales.	· Entrar en una habitación y no pensar que todo el mundo me está mirando.
· Desarrollar mi proyecto profesional.	· Relajarme cuando estoy con gente y ser yo mism@.
· Ponerme en forma antes de tener un bebé.	· Que mis conocidos me pregunten si he bajado de peso.
· Estar en forma para mi boda/aniversario.	· Probarme a mí mism@ que puedo hacerlo.
· Jugar con mis hijos/nietos.	
· Jugar a básquet con mi hijo.	· Otro:

Una vez identificados tus principales factores de motivación, el siguiente paso es transformarlos en un recurso visual para que puedas verlos a diario y te inspiren. Ahora toca buscar imágenes, frases y palabras que representen los factores que has escogido.

MOTIVACIONES PARA MEJORAR MI ALIMENTACIÓN Y TENER UN PESO SALUDABLE

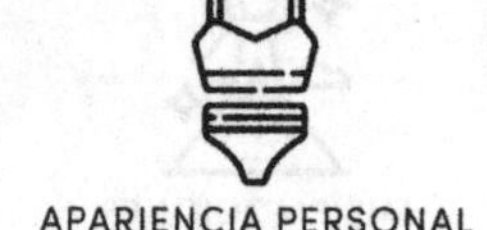 APARIENCIA PERSONAL	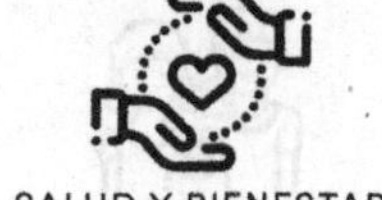 SALUD Y BIENESTAR
Yo quiero...	Yo quiero...
....	....
....	....
....	....
....	....
....	....
....	....
....	....
....	....
....	....
....	....
....	....
....	....
....	....
....	....
....	....

MOTIVACIONES PARA MEJORAR MI ALIMENTACIÓN Y TENER UN PESO SALUDABLE

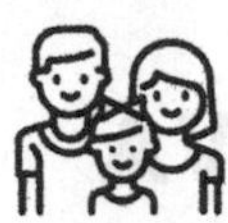 FAMILIA, AMIGOS Y VIDA SOCIAL	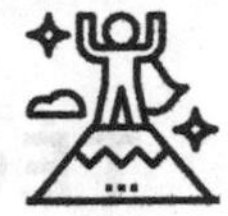 MIS EMOCIONES Y LAS SITUACIONES COTIDIANAS
Yo quiero...	Yo quiero...
....	....
....	....
....	....
....	....
....	....
....	....
....	....
....	....
....	....
....	....
....	....
....	....
....	....

Una vez identificados tus principales factores de motivación, el siguiente paso es transformarlos en un recurso visual para que puedas verlos a diario y te inspiren. Ahora toca buscar imágenes, frases y palabras que representen los factores que has escogido.

44

TÉCNICA EHVA

La técnica EHVA es una herramienta para practicar y desarrollar habilidades de alimentación consciente. El nombre de la técnica es el acrónimo de Emoción-Hambre-Velocidad-Atención. Se recuerda fácilmente si la asocias con Eva Hache, la humorista y presentadora.

La E (Emoción) te recuerda que antes de comer debes valorar si realmente tienes hambre fisiológica o estás recurriendo a la comida como bálsamo emocional. La H (Hambre) te conecta con tus señales de hambre y saciedad. Una vez empiezas a comer, la V (Velocidad) te recuerda que debes comer poco a poco, prestando atención y saboreando cada bocado. Y por último la A (Atención) te anima a comer prestando atención únicamente a tu plato, y abandonar el modo multitarea.

Te invitamos a que practiques las habilidades de la técnica EHVA a lo largo de una semana, anotando tus reflexiones en las siguientes tablas.

Cuando comas, pregúntate si estás comiendo para calmar una emoción o si la causa es un hambre fisiológica real.

EMOCIÓN: HAMBRE FISIOLÓGICA VS. HAMBRE EMOCIONAL

DÍAS DE LA SEMANA	¿HAS SENTIDO HAMBRE EMOCIONAL?		¿LA HAS SABIDO GESTIONAR?		
	Sí	No	No	Sí	¿Cómo?
Lunes	X		X		
Martes		X			
Miércoles		X			
Jueves	X		X		
Viernes	X			X	*He salido de la oficina a dar una vuelta.*
Sábado		X		X	*Me he puesto a pintar mandalas para distraerme.*
Domingo		X	X		

Valora el resultado:

- *Me he dado cuenta de que, en el trabajo, cuando estoy estresada acabo comiendo para calmarme, por lo que he de buscar estrategias para evitarlo, como lo que hice el viernes, que fue salir a dar una vuelta.*
- *Y en casa a veces me aburro y entonces como, por lo que he de buscar hobbies que me distraigan, como pintar o dedicarme a la costura, que la tengo olvidada.*

EMOCIÓN: HAMBRE FISIOLÓGICA VS. HAMBRE EMOCIONAL

DÍAS DE LA SEMANA	¿HAS SENTIDO HAMBRE EMOCIONAL?		¿LA HAS SABIDO GESTIONAR?		
	Sí	No	No	Sí	¿Cómo?
Lunes					
Martes					
Miércoles					
Jueves					
Viernes					
Sábado					
Domingo					

Valora el resultado:

....

....

....

....

....

....

....

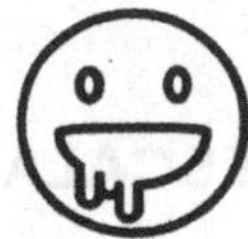

ESCALA DE HAMBRE

Escoge una comida del día; cuando llegue ese momento, escucha tu cuerpo, toma conciencia de en qué nivel te encuentras en esta escala de hambre, tanto antes como después de la ingesta. Anótalo en la tabla siguiente:

Ingesta escogida: *Comida*

DÍAS DE LA SEMANA / HORA		DESMAYADO	HAMBRE VORAZ	HAMBRIENTO	LIGERAMENTE HAMBRIENTO	NI HAMBRIENTO NI LLENO	SATISFECHO	LLENO	MUY LLENO	HINCHADO	SIENTO NÁUSEAS
		1	2	3	4	5	6	7	8	9	10
Lunes (antes)	*14:00*			X							
Lunes (después)	*14:09*						X				
Martes (antes)	*14:00*			X							
Martes (después)	*14:08*							X			
Miércoles (antes)	*14:03*				X		X				
Miércoles (después)	*14:13*										
Jueves (antes)	*14:15*		X								
Jueves (después)	*14:30*						X				
Viernes (antes)	*14:05*		X								
Viernes (después)	*14:10*			X							
Sábado (antes)	*15:00*					X					
Sábado (después)	*15:45*								X		
Domingo (antes)	*13:00*				X						
Domingo (después)	*13:30*						X				

¿Qué conclusiones sacas tras esta valoración?

- *Como muy deprisa, seguramente porque, como no como nada a media mañana, mucho días llego a la comida con hambre.*

ESCALA DE HAMBRE

Escoge una comida del día; cuando llegue ese momento, escucha tu cuerpo, toma conciencia de en qué nivel te encuentras en esta escala de hambre, tanto antes como después de la ingesta. Anótalo en la tabla siguiente:

Ingesta escogida: ....

DÍAS DE LA SEMANA / HORA		DESMAYADO	HAMBRE VORAZ	HAMBRIENTO	LIGERAMENTE HAMBRIENTO	NI HAMBRIENTO NI LLENO	SATISFECHO	LLENO	MUY LLENO	HINCHADO	SIENTO NÁUSEAS
		1	2	3	4	5	6	7	8	9	10
Lunes (antes)	—:—										
Lunes (después)	—:—										
Martes (antes)	—:—										
Martes (después)	—:—										
Miércoles (antes)	—:—										
Miércoles (después)	—:—										
Jueves (antes)	—:—										
Jueves (después)	—:—										
Viernes (antes)	—:—										
Viernes (después)	—:—										
Sábado (antes)	—:—										
Sábado (después)	—:—										
Domingo (antes)	—:—										
Domingo (después)	—:—										

¿Qué conclusiones sacas tras esta valoración?

....

....

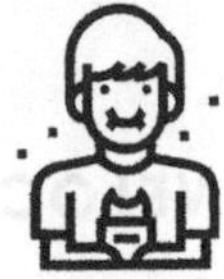

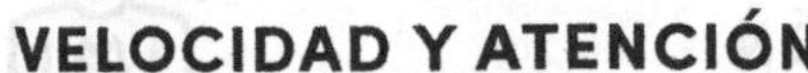

VELOCIDAD Y ATENCIÓN

DÍAS DE LA SEMANA	VELOCIDAD: Ritmo mientras como				FOCO DE ATENCIÓN		
	Rápido	Normal	Lento	¿Qué puedes hacer para ir más lento?	Atento	Multitarea	Piloto automático
Lunes	X			Comer con alguien		X	
Martes	X			No comer frente al ordenador		X	
Miércoles	X			No contestar correos mientras como		X	
Jueves	X			Comer con alguien		X	
Viernes	X			No comer frente al ordenador			X
Sábado		X				X	
Domingo		X			X		

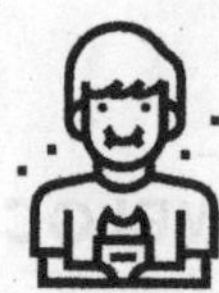

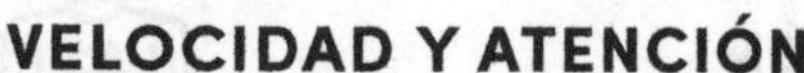

VELOCIDAD Y ATENCIÓN

DÍAS DE LA SEMANA	VELOCIDAD				FOCO DE ATENCIÓN		
	Ritmo mientras como			¿Qué puedes hacer para ir más lento?	Atento	Multitarea	Piloto automático
	Rápido	Normal	Lento				
Lunes							
Martes							
Miércoles							
Jueves							
Viernes							
Sábado							
Domingo							

45

TU ESPEJO

En este camino de cambio en el que te encuentras, el diálogo y la relación que estableces con tu cuerpo es importante. Con esta herramienta, evitarás emitir esos juicios negativos sobre tu cuerpo que empeoran tu relación con él y mejorarás el diálogo con tu cuerpo para que cada día lo quieras un poco más.

Imagina que estas siluetas son tu cuerpo. En la silueta de la izquierda, anota las partes de tu cuerpo que no te gustan y en la de la derecha las que te gustan. Ánimo, seguro que hay alguna parte de tu cuerpo que te gusta (tu sonrisa, tu pelo, tus pies...). Después elige alguna de las que no te gustan y piensa qué hace por ti a lo largo del día. Por último, cuando hayas visto qué hace por ti, piensa qué le vas a decir y qué vas a hacer para cuidar esta parte del cuerpo.

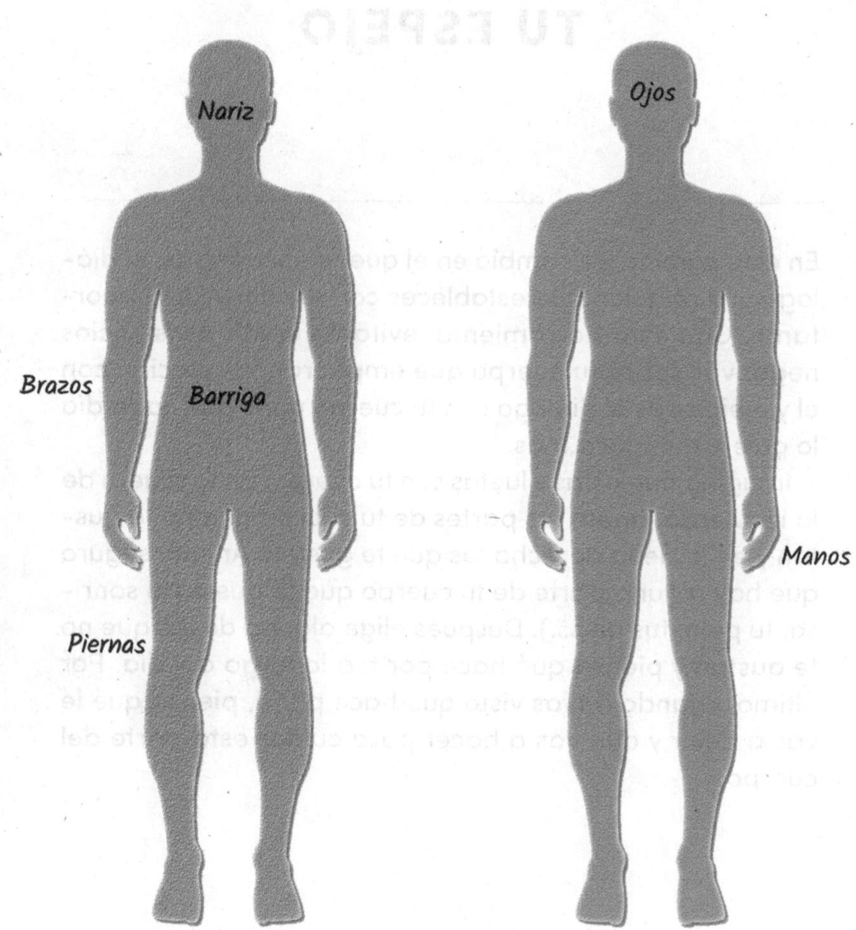
Nariz
Ojos
Brazos
Barriga
Manos
Piernas

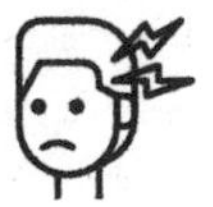 NO ME GUSTAN...	 ¿QUÉ HACE POR MÍ?	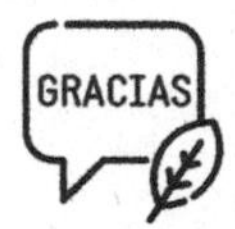 ¿QUÉ LE PUEDO DECIR? ¿CÓMO LA VOY A CUIDAR
Mis piernas	*Me llevan donde yo quiero y me permiten correr.*	*Gracias, piernas. Voy a salir a correr media hora cada día para cuidaros.*
Mi barriga	*Hace la digestión y me nutre.*	*Gracias, barriga. Voy a hacértelo fácil y voy a comer mejor.*
Mis brazos	*Me permiten abrazar.*	*Gracias, brazos. Voy a tonificaros para que os resulte sencillo moveros.*
Mi nariz	*Me sirve para oler flores, comida rica, el mar...*	*Gracias, nariz. Cada día te procuraré algo que huela bien y lo disfrutaremos juntos.*

¡Quiere a tu cuerpo, solo tienes uno!

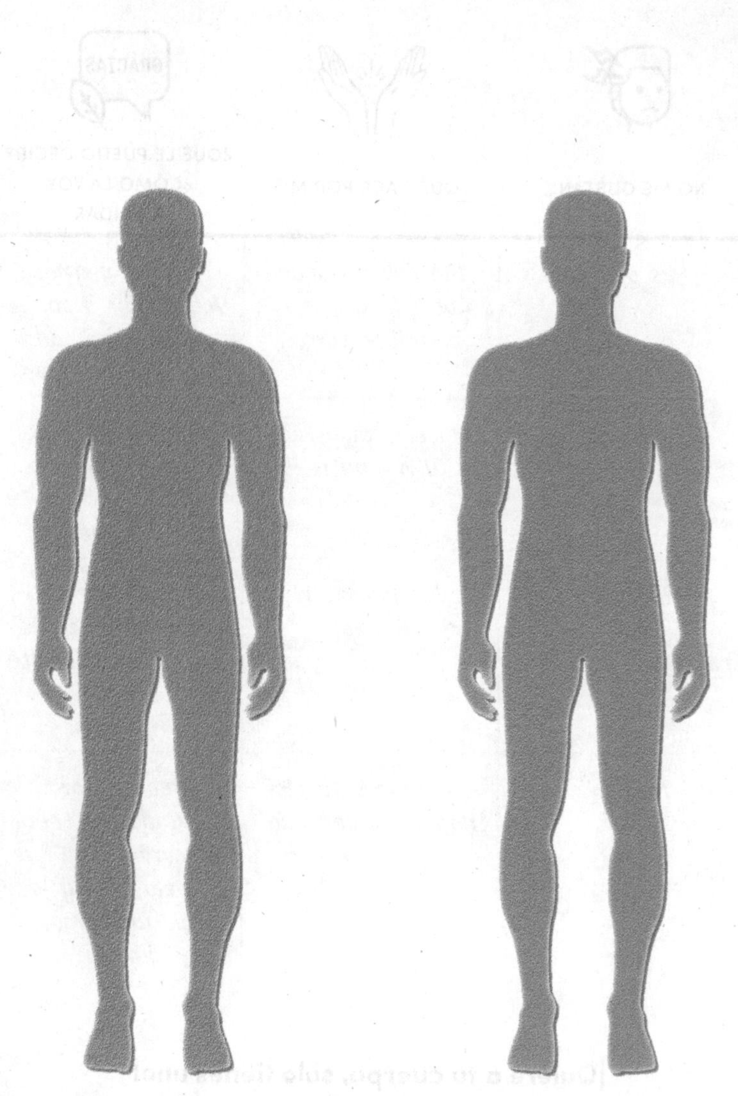

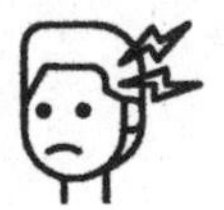

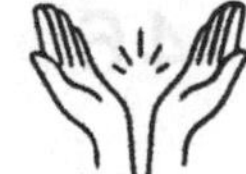

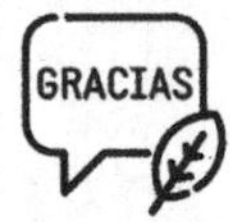

NO ME GUSTAN...	¿QUÉ HACE POR MÍ?	¿QUÉ LE PUEDO DECIR? ¿CÓMO LA VOY A CUIDAR

¡Quiere a tu cuerpo, solo tienes uno!

46

TU HISTORIA CON LA COMIDA

Detente un momento a pensar sobre tu historia personal con la comida. De lo que opinaban los demás acerca de cómo comes, ¿te has replanteado algo? ¿Qué te decían tus padres y amigos o la gente de tu entorno? ¿Has convertido algunos de sus mensajes en creencias propias? ¿Cuáles? ¿Cuándo empezó a ser un problema la comida? ¿Cómo te sentías?

1. Escribe tu historia:

En mi casa se come mucho de toda la vida. Cuando yo era pequeña, recuerdo que mi madre siempre nos servía unos platos enormes a mi hermano y a mí. Y como mi hermano nunca tenía hambre, yo me comía mi plato y el suyo.

Yo siempre tenía hambre. Y ahora también. Ese es uno de mis problemas: siempre tengo más hambre que los demás, y como creo que no tendré suficiente, me sirvo raciones muy grandes. Eso es algo que he aprendido en mi casa.

También recuerdo que mi padre nos llevaba de paseo los domingos y nos compraba churros con chocolate. Mi hermano y yo disfrutábamos mucho. La verdad es que no lo veo tan mal. Puedes darte un capricho de vez en cuando y aun así seguir una alimentación sana. El problema viene cuando abusas. Mi problema con la comida viene de lejos. Me he puesto a dieta un montón de veces, y aunque con algunas sí he conseguido perder peso, otras las he abandonado a medio camino. Siempre que me he planteado mejorar mi alimentación ha sido para perder peso. Las veces que lo he logrado ha sido porque estaba muy convencida y porque he estado dispuesta a sacrificar los caprichos. Quiero decir que no me ha supuesto una lucha sobre si podía o no comerme algo. Simplemente me ceñía al plan y listo. El problema es que cuando dejo una puerta abierta a la posibilidad, me cuesta más ser disciplinada. En este momento quiero hacer algo diferente. Siento que la solución no está solo en los alimentos, sino también en lo que pienso sobre los alimentos. Me he propuesto cambiar y que esta vez sea para siempre.

1. **Escribe tu historia:**

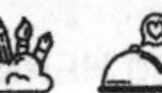

2. Destaca en color todas las creencias que hayas escrito y trasládalas aquí. También puedes añadir otras creencias que no salgan en la historia.

- *Mis padres me enseñaron a comer raciones grandes de comida.*
- *Creo que si no como mucha cantidad no quedaré satisfecha.*
- *Ser gordo es ser feliz.*
- *Hacer dieta es aburrido.*
- *Seré gorda como mi madre.*
- *Si no me como lo que me ofrecen se ofenderán...*

2. Destaca en color todas las creencias que hayas escrito y trasládalas aquí. También puedes añadir otras creencias que no salgan en la historia.

Ahora que te has propuesto mejorar tu alimentación, ¿qué creencias crees que deberías cambiar para lograr tu objetivo? ¿Qué coste estás pagando al tenerlas?

En lugar de estas creencias limitantes, ¿qué creencias te gustaría y te convendría tener de cara a incorporar los nuevos hábitos alimentarios y lograr tu objetivo? Anota las respuestas en la siguiente tabla:

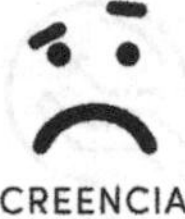 CREENCIA LIMITANTE	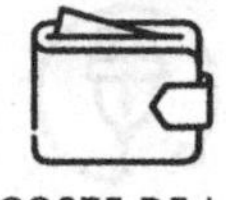 COSTE DE LA CREENCIA	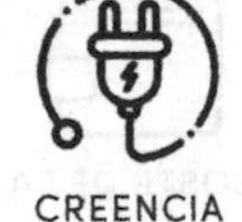 CREENCIA POTENCIADORA	 BENEFICIO
Hacer dieta es aburrido.	*No disfruto al comer sano.*	*Comer sano puede ser divertido.*	*Como sano y disfruto.*
Siempre tengo más hambre que los demás.	*Me sirvo raciones más abundantes de lo que necesito o me conviene.*	*Aunque mi mente me diga lo contario, mi estómago queda satisfecho con raciones menos abundantes.*	*Me sirvo raciones más adecuadas y me siento ligera.*
Necesito comer dulces todos los días para sentirme bien.	*Como abuso de los dulces, mi dieta es poco saludable.*	*Puedo comer dulces de vez en cuando sin abusar, y a la vez seguir una dieta saludable.*	*Disfruto de mi alimentación y me siento bien conmigo misma.*
Soy incapaz de renunciar a los caprichos para tener una alimentación saludable.	*Me cuesta tanto elegir la opción saludable que al final abandono mi propósito de comer mejor.*	*Aunque en principio me cueste, soy muy capaz de renunciar a ciertos alimentos y comerlos solo de vez en cuando.*	· *Me siento más fuerte a la hora de elegir la opción saludable.* · *Elijo los alimentos que son más beneficiosos para mi salud.* · *¡Me siento genial conmigo misma!*

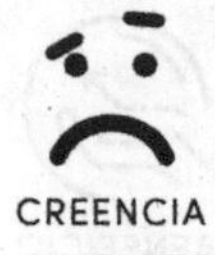 CREENCIA LIMITANTE	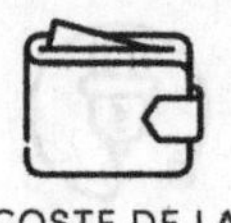 COSTE DE LA CREENCIA	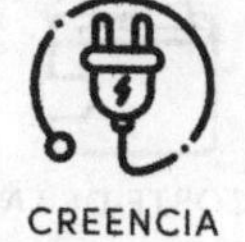 CREENCIA POTENCIADORA	 BENEFICIO

47

VALORANDO MIS PROGRESOS

Las pequeñas acciones saludables repetidas en el tiempo se convierten en hábitos y pueden marcar la diferencia entre tu situación inicial y tu situación deseada, y viceversa. Con esta herramienta podrás valorar tus progresos y tus logros, y comprobar si aún no has modificado algún hábito no saludable. Respecto a cada hábito de la lista, marca con una X si tienes el hábito en cuestión tanto en el momento presente como dentro de un mes.

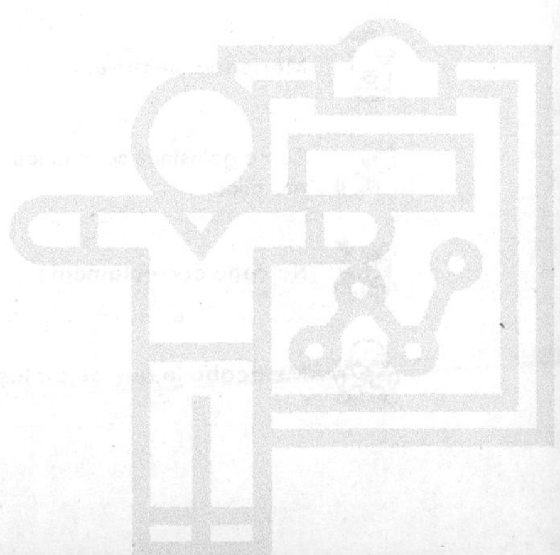

HÁBITO NO SALUDABLE	AHORA	UN MES DESPUÉS
No como suficiente fruta.	X	
No practico ejercicio físico con regularidad.	X	
Pico a deshora.		
No desayuno bien.		
No tomo 2 raciones de verduras al día.		
No bebo suficiente agua.	X	
Tomo bebidas alcohólicas habitualmente.		
Como mucha bollería o dulces.		
Tomo muchos fritos.		
Como demasiado pan.		
Como muy rápido.	X	
Meriendo siempre.		
Como golosinas cuando las compro para mis hijos.		
No ceno correctamente.	X	
Me acabo lo que dejan los otros en el plato.		

Como por aburrimiento.		
Como mirando pantallas.		
No llevo una alimentación variada.	X	
No como suficiente pescado.	X	
Abuso de la comida rápida.		
Pico mientras cocino.		
Cuando como fuera, no como sano.		
Pongo azúcar en el café.		
Otros:		

Si detectas algún hábito de la lista que quieres mejorar, ¡márcatelo como un nuevo objetivo!

· *Quiero tomar el café sin azúcar.*

HÁBITO NO SALUDABLE	AHORA	UN MES DESPUÉS
No como suficiente fruta.		
No practico ejercicio físico con regularidad.		
Pico a deshora.		
No desayuno bien.		
No tomo 2 raciones de verduras al día.		
No bebo suficiente agua.		
Tomo bebidas alcohólicas habitualmente.		
Como mucha bollería o dulces.		
Tomo muchos fritos.		
Como demasiado pan.		
Como muy rápido.		
Meriendo siempre.		
Como golosinas cuando las compro para mis hijos.		
No ceno correctamente.		
Me acabo lo que dejan los otros en el plato.		

Como por aburrimiento.		
Como mirando pantallas.		
No llevo una alimentación variada.		
No como suficiente pescado.		
Abuso de la comida rápida.		
Pico mientras cocino.		
Cuando como fuera, no como sano.		
Pongo azúcar en el café.		
Otros:		

Si detectas algún hábito de la lista que quieres mejorar, ¡márcatelo como un nuevo objetivo!

....

....

....

48

VALORES

Los valores son lo más importante de nuestra vida, lo que nos mueve, lo que nos induce a invertir dinero, recursos y tiempo. Son nuestro estímulo. Si logras identificar tus valores, los cambios que se producirán en ti serán más duraderos y profundos, puesto que los valores son un vínculo fundamental entre tus creencias y tu comportamiento.

De la siguiente lista, escoge los 5 valores que más te representen y anótalos en la tabla que aparece debajo en orden de prioridad.

VALORES

Amor	Confianza	Familia	Respeto
Altruismo	Constancia	Fidelidad	Salud
Amistad	Cooperación	Flexibilidad	Sacrificio
Armonía	Creatividad	Generosidad	Sensibilidad
Austeridad	Curiosidad	Honor	Serenidad
Autocontrol	Determinación	Lealtad	Sobriedad
Aventura	Dinamismo	Libertad	Sociabilidad
Belleza	Discreción	Optimismo	Superación
Bondad	Diversión	Paciencia	Tolerancia
Calma	Ecología	Perdón	Valentía
Coherencia	Eficacia	Perfeccionismo	Voluntad
Compromiso	Empatía	Perseverancia	
Competitividad	Exactitud	Prudencia	
Comunicación	Excelencia	Pulcritud	

ORDEN	ORDEN
1	*Familia*
2	*Coherencia*
3	*Diversión*
4	*Superación*
5	*Libertad*

PREGUNTAS PARA REFLEXIONAR

1. ¿Por qué son fundamentales para ti estos cinco valores?

· Familia: es importantísima porque siempre está a tu lado.

· Coherencia: porque indica que actúas según lo que piensas.

· Diversión: porque, si no, la vida sería muy aburrida y poco motivadora. La risa es vital.

· Superación: porque es imprescindible para ir avanzando.

· Libertad: porque para mí es necesario sentirme libre. De lo contrario, me bloqueo y actúo con rebeldía.

2. ¿Qué relación existe entre estos valores y el cambio que te has propuesto respecto a tu alimentación?

· *Pues, ahora que los tengo aquí anotados, me doy cuenta de tienen mucho que ver, aunque precisamente en este momento no estoy siendo muy coherente porque quiero una cosa pero hago otra. Quiero comer bien pero luego no soy consecuente con mis actos.*

3. ¿Cómo te ayudan tus valores a decidir sobre tu alimentación?

· *Familia: he de procurar proporcionar a mi familia la mejor alimentación posible.*

· *Coherencia: si mi objetivo es la salud, debo ser coherente cuando se trate de elegir qué como.*

· *Diversión: para que no me resulte aburrido el plan, prepararé platos y presentaciones distintas.*

· *Superación: debo demostrarme que los objetivos que me pongo son realizables.*

· *Libertad: no quiero que la alimentación me controle a mí, sino controlarla yo a ella. Es decir, que yo decida qué comer, cuándo y cómo.*

ORDEN	ORDEN
1	
2	
3	
4	
5	

PREGUNTAS PARA REFLEXIONAR

1. ¿Por qué son fundamentales para ti estos cinco valores?

....

....

....

....

....

....

....

2. ¿Qué relación existe entre estos valores y el cambio que te has propuesto respecto a tu alimentación?

....

....

....

....

....

3. ¿Cómo te ayudan tus valores a decidir sobre tu alimentación?

....

....

....

....

....

....

....

....

....

....

....

49

YO ELIJO LO QUE COMO

Seguir una alimentación saludable en ocasiones resulta complejo debido a diferentes factores tanto externos (salidas a restaurantes, falta de tiempo...) como internos (estrés, aburrimiento, ansiedad...). Por eso es importante anticiparse a estas posibles situaciones, visualizar qué harás si te encuentras en dichas circunstancias y actuar en consecuencia. Tomar una decisión libera la mente, de modo que somos más capaces de seguir una norma impuesta por nosotr@s mism@s, ya que no deja espacio a que la mente divague.

Te invito a que hagas una lista de situaciones en las que te resulte complicado mantener una alimentación saludable y que concretes qué harás en ese momento. Te animo a leer tus alternativas saludables con frecuencia para interiorizarlas y ponerlas en práctica cuando te encuentres en las situaciones que has visualizado.

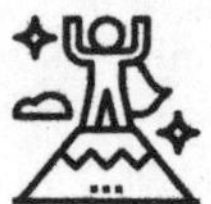

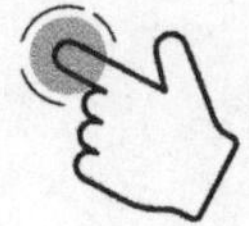

CUANDO VAYA...	MI ELECCIÓN ES...
A un restaurante...	*... siempre pediré ensalada de primero.*
A casa de mi suegra...	*... no repetiré, aunque me encante el plato.*
A una reunión de trabajo...	*... me llevaré té para evitar comer palitos.*
De fiesta con mis amigos por la noche...	*... alternaré cerveza y agua.*
A comer fuera con mi pareja...	*... compartiré el postre.*

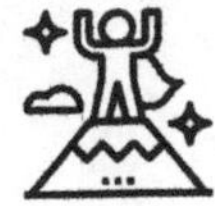 CUANDO VAYA...	 MI ELECCIÓN ES...

50

ZONA DE EQUILIBRIO

Al hablar de alimentación no todo es negro o blanco, sino que existe una zona arcoíris, en la que reside el equilibrio. Si catalogamos los alimentos como buenos o malos, y nos prohibimos comer alimentos malos, provocaremos que estos aún nos apetezcan más y que nuestra parte rebelde despierte, por lo que al final nos daremos por vencidos y acabaremos comiendo sin mesura. Además, esta acción se puede convertir en una especie de yoyó que viene y va constantemente, pasando de la restricción al atracón.

En la tabla siguiente, anota:

1. Los alimentos que te prohíbes de forma recurrente en la zona blanca.
2. Qué sucede con esos alimentos cuando aparece tu parte rebelde, en la zona negra.
3. Una reflexión acerca de cómo lograrías el equilibrio con estos alimentos, en la zona arcoíris.

 ZONA BLANCA Alimento de restricción	 ZONA NEGRA Rebeldía alimentaria. ¿Qué pasa aquí?	 ZONA ARCOÍRIS ¿Cómo logras el equilibrio?
Galletas con chips de chocolate	*Me como medio paquete en lugar de 4*	*No prohibírmelas, pero comer solo 2*
Patatas fritas	*Como a diario al llegar a casa*	*Comerlas solo el sábado de aperitivo*
Pan de molde	*Me zampo seis rebanadas en lugar de 2*	*Tomar solo 2 rebanadas un día concreto y solo una vez por semana*

¿Qué acción concreta te comprometes a cumplir para entrar en tu zona arcoíris?

· *Por ahora me comprometo a comer patatas fritas solo el sábado o el domingo de aperitivo. Así no tomaré cada día, que es lo que estoy haciendo ahora mismo.*

 ZONA BLANCA Alimento de restricción	 ZONA NEGRA Rebeldía alimentaria. ¿Qué pasa aquí?	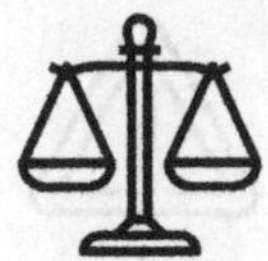 ZONA ARCOÍRIS ¿Cómo logras el equilibrio?

¿Qué acción concreta te comprometes a cumplir para entrar en tu zona arcoíris?

....

....

....

....

....

....

QUIÉNES SOMOS

Nutritional Coaching está formada por un equipo de profesionales apasionados por la salud y la nutrición. Nacimos en el año 2008 y somos la primera consultoría especializada en coaching nutricional en el mundo. Brindamos herramientas y estrategias útiles para empoderar a las personas con el fin de que logren convertirse en la persona que desean ser.

Te ayudamos a afrontar las barreras que se presentan en el complejo recorrido del cambio de hábitos, tomando conciencia de los pensamientos saboteadores que te impiden avanzar, dejándolos pasar y eligiendo conectar en su lugar con pensamientos sabios, a la vez que mantenemos la motivación elevada y trabajamos las emociones que aparecen durante el proceso. Y lo hacemos a través de transformadoras conversaciones de coaching y utilizando estrategias de *mindful eating*, inteligencia emocional, psicología positiva y PNL.

Cuando hayas puesto en práctica las herramientas de este libro, sin duda te conocerás un poco mejor y te querrás más. Trabajar con estas herramientas te permitirá hacer las paces con la comida y establecer con ella una relación saludable. Si ves que en solitario no logras alcanzar tu objetivo y crees que necesitas a alguien que te guíe, el equipo de Nutritional Coaching estará encantado de acompañarte para que alcances esa paz.

Si eres profesional de la salud y has leído este libro, esperamos que hayas obtenido los recursos que buscabas para poder acompañar mejor a tus pacientes/clientes, brindándoles nuevas herramientas con el fin de que la consulta resulte más dinámica y efectiva. Si quieres ampliar tus conocimientos desde este enfoque para llevar a cabo un acompañamiento más completo, te animamos a formarte como coach nutricional y a incorporarte a nuestra comunidad.

Sea como sea, deseamos que este libro te haya empoderado, que, al tomar conciencia de tus fortalezas y cualidades como persona única y maravillosa que eres, estés dando pasos en la dirección que deseas.

Si quieres contactar con nosotros, estaremos encantados de atenderte en:

www.nutritionalcoaching.com
C/ Muntaner, 8, 5.º 2.ª
08011 Barcelona
info@nutritionalcoaching.com
+34 601203709
+34 932503858

@nutritional_coaching
Nutritional Coaching, Experts en nutrició

Las siguientes herramientas han sido adaptadas por Nutritional Coaching con la autorización de las personas mencionadas a continuación:

Atrévete a conducir tu tren (María Puerto)

Basura *out* felicidad *in* (Nubia Iraní Ramírez)

¿Cómo me siento? (Itziar Polo)

Cómodamente incómodo (Tania Paliakova)

El árbol de los valores (Lluís Codina)

Tu espejo (Javiera Arenas)

El quinto elemento (Olga Chaparro)

Herramienta del tiempo (M.ª del Mar López)

Menú de palabras (Cristina Gual)

Mi equipaje (Verónica Torreño)

Mi plan trimestral (Vanesa Moncayo)

Nutrirte de música (Flor Hudecek)

Regando mi jardín (Cynthia Betriu)

Saltando vallas (Laura Balaguer)

Yo elijo lo que como (Elvira Borrego)

Zona de equilibrio (Alejandra Poggio)

«Para viajar lejos no hay mejor nave que un libro».

Emily Dickinson

Gracias por tu lectura de este libro.

En **penguinlibros.club** encontrarás las mejores recomendaciones de lectura.

Únete a nuestra comunidad y viaja con nosotros.

penguinlibros.club

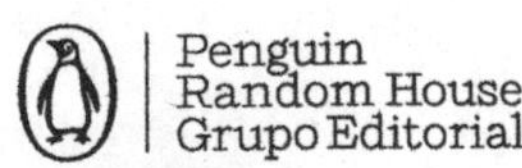

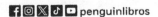